Dr. med. Christoph Pies · Keine Angst vorm Urologen!

DR. MED. CHRISTOPH PIES

Keine Angst vorm Urologen!

Alles über Niere, Blase, Prostata

Die häufigsten Probleme und was man selbst tun kann

herbig

Impressum

Umschlaggestaltung von Gramisci Editorial Design, München/
Sandra Gramisci, unter Verwendung eines Fotos von Marina Weigl,
marinaweigl.com, und einer Abbildung von Flaticon.com/Good Ware

Icon Seite 13ff.:: Flaticon.com/Nuricon
Icon Seite 25ff.: Flaticon.com/Freepik
Icon Seite 45ff.: AdobeStock/bsd studio
Icon Seite 73ff.: Flaticon.com/Gorbachev
Icon Seite 177ff.: Flaticon.com/Freepik

Alle Angaben in diesem Buch erfolgen nach bestem Wissen und Gewissen.
Sorgfalt bei der Umsetzung ist indes dennoch geboten. Der Verlag und der
Autor übernehmen keinerlei Haftung für Personen-, Sach- oder
Vermögensschäden, die aus der Anwendung der vorgestellten Materialien,
Methoden oder Informationen entstehen könnten.
Sollte diese Publikation Links auf Webseiten Dritter enthalten, so
übernimmt der Verlag für deren Inhalte keine Haftung, da wir uns diese
nicht zu eigen machen, sondern lediglich auf deren Stand zum Zeitpunkt
der Erstveröffentlichung verweisen.

Im Interesse einer besseren Lesbarkeit wird nicht ausdrücklich in
geschlechtsspezifischen Personenbezeichnungen differenziert. Die gewählte
männliche Form schließt eine adäquate weibliche Form gleichberechtigt ein.

Unser gesamtes Programm finden Sie unter **kosmos.de/herbig**
Christoph Pies im Internet: www.doc-pies.de

Gedruckt auf chlorfrei gebleichtem Papier

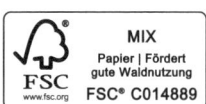

© 2023, Herbig in der
Franckh-Kosmos Verlags-GmbH & Co. KG,
Pfizerstraße 5–7, 70184 Stuttgart
Alle Rechte vorbehalten
ISBN 978-3-96859-017-2
Projektleitung: Nicole Janke
Redaktion: Christine Gerstacker, München
Gestaltungskonzept, Gestaltung und Satz: VerlagsService Dietmar Schmitz
GmbH, Heimstetten
Produktion: Vanessa Frömmig
Druck und Bindung: Friedrich Pustet GmbH & Co. KG, Regensburg
Printed in Germany / Imprimé en Allemagne

INHALT

PROLOG:
Give Pies a Chance! 9

TEIL I:
Hereinspaziert! 13

ARZT, ABER HERZLICH:
Dialog auf Lendenhöhe 13

HOSE RUNTER:
Welche Untersuchungen auf Sie zukommen 16

    Körperliche Untersuchung 17

    Urinkontrolle (Mittelstrahlurin) 18

    Blutentnahme 19

    Ultraschall 20

    Blasenspiegelung 21

    Harnstrahlmessung 21

TEIL II:
Kinder und Jugendliche beim Urologen 25

KLEINKRAM:
Kinderurologie 25

    Wechselhaft und vereinzelt Schauer:
    Kindliches Einnässen 25

    Talfahrt verpasst: Hodenhochstand 27

    Verdrehte Welt: Die Hodentorsion 29

    Vorhang auf: Die Vorhaut 30

    Jetzt wird's eng: Phimose
    und Beschneidung 31

»FREI« BIS 18:
Die Jungen-Sprechstunde 34

Keine Abstriche machen: Hygiene 37

Dieses Kribbeln im Schlauch:
Geschlechtskrankheiten und HPV-Impfung 39

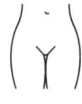

TEIL III:
Die Frau beim Urologen 45
DRÄNGENDE FRAGEN:
Die Harnblase 45

Ist ja reizend: Reizblase und Dranginkontinenz 45

Kein Pipifax: Harnwegsinfekte 53

Dichtung und Wahrheit: Belastungsinkontinenz,
Senkung und Hormonmangel 64

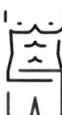

TEIL IV:
Der Mann beim Urologen 73
MÄNNLICHE KRONJUWELEN:
Die Hoden 73

Lösbare Knoten: Hodenkrebs und andere
Schwellungen 74

Hoffnung und Hormone: Testosteron 79

Lebenssaft, der Nachwuchs schafft: Sperma 89

Eklat ums Ejakulat: Männliche Unfruchtbarkeit 92

Cut and go: Sterilisation 98

EINE WACHSTUMSSTORY:
Die Prostata 101

Abnehmende Strahlkraft: Die gutartige
Vergrößerung 103

Früh kommt besser: Die »Vorsorge«-Untersuchung 117

Geht den Mann an: Prostatakrebs 123

ANTENNE DES HERZENS:
Penis und Sex 147

    Harte Fakten: Die männliche Sexualfunktion 147

    Tendenz steigend: Erektionsstörungen 148

    Das blaue Wunder: Viagra 160

    Vorsicht: Sexperimente! 167

    Quickie wider Willen: Vorzeitiger Samenerguss 170

TEIL V:
Alle mal herhören: Urologie für alle 177

RAUCHEN KANN TÖDLICH SEIN:
Blasenkrebs 177

GEFILTERTE WAHRHEITEN:
Die Nieren 187

STEINREICH – ARM DRAN:
Nierensteine 189

EPILOG 197

WEITERFÜHRENDE INFORMATIONEN 199

QUELLEN 200

PROLOG:
Give Pies a Chance!

Das Fachgebiet der Urologie ist für viele Menschen ein großes Rätsel. Versuchen wir es zum Einstieg mit einer Definition: Die Urologie ist ein Teilgebiet der Medizin. Das Teilgebiet befindet sich untenherum. Der Urologe kommt damit gut klar, der Patient meist weniger. Obwohl es total menschlich ist, tun sich Menschen auch im aufgeklärten 21. Jahrhundert immer noch schwer damit, über diese Teile ihres Körpers offen zu sprechen. Wer benennt schon gerne seine Schwächen, Erektions- oder Blasenschwäche zum Beispiel? Das sollten Sie aber! Denn auch wenn es für manche Leserinnen und Leser hart sein mag, es ist die Wahrheit: Früher oder später kriegen wir Urologen jede und jeden. Ausnahmslos. Gleich welchen Geschlechts, egal welchen Jahrgangs. Mann, Frau, Kind, Greis. Alle! Jeder Mensch kommt im Laufe seines Lebens früher oder später mit einer Urologin oder einem Urologen in Kontakt. Und dann kommen plötzlich viele Fragen auf. Es entsteht Aufklärungsbedarf an allen Ecken und Enden. Dieser große Informationsbedarf hat mich schon vor Jahren zum Schreiben motiviert, denn ich litt unter dem dramatisch unzureichenden Bekanntheitsgrad meines Faches in der Öffentlichkeit. Mir wurde klar: Aufklärung tut not. Alles über untenrum musste ans Tageslicht. So fasste ich den Plan, meine Leserinnen und Leser hinter die Kulissen einer urologischen Praxis schauen zu lassen, selbst in den OP-Saal, vor allem aber dorthinein, wo absolute Schweigepflicht geboten ist und trotzdem viel gesprochen wird: ins Sprechzimmer. Auf diese Weise kann ich Ihnen alles, was mit den urologischen Organen im Laufe eines langen Lebens so passieren kann, in diesem Buch nahebringen. Ich möchte Ihnen Ihre Ängste nehmen, Sie über dieses wunderbare Fachgebiet der Medizin aufklären und ganz nebenbei versuchen, Sie als Ihr Genital-Entertainer auch ein wenig zu unterhalten. Oft genug bietet die Urologie Nährboden für skurrile Begebenheiten. So werden Sie an vielen Stellen des Buches Anekdoten und Sprüche finden, die mir in über 25 Jahren meiner klinischen Tätigkeit begegnet sind, so wie dieser: »Herr Doktor, Sie haben doch ein Buch geschrieben. Hör'n Se mal, steht denn da auch wirklich alles drin?« Das hoffe ich sehr, zumindest kann ich versprechen, dass für jeden etwas dabei sein wird. Und damit auch jeder sich in diesem Buch leicht wiederfinden kann, habe ich die einzelnen Kapitel nach Altersgruppen und Geschlecht strukturiert.

Sie merken schon: Es war für mich ein Herzenswunsch, dieses Buch zu schreiben. Es war aber auch ein Projekt, das ich mit sehr viel Ernsthaftigkeit angegangen bin und umgesetzt habe. Es ist zu Ihrer medizinischen Information und gleichzeitig zu Ihrer Unterhaltung gedacht. Wenn Sie es gelesen haben, werden Sie mitreden können. Dann wissen Sie mehr. Alles gar nicht so schlimm. Alles total menschlich. Das Buch dient allerdings nicht der Selbstdiagnose und ersetzt auch nicht den Arztbesuch. Es gibt Stellen im Text, an denen ich Ihnen dringend empfehle, einen urologischen Rat einzuholen. Wir Urologinnen und Urologen werden uns dann gerne Ihrer annehmen. Dafür sind wir da.

In diesem Sinne wünsche ich allen Lesern und Leserinnen gute Unterhaltung und beste Gesundheit; und mir, dass Sie beim Lesen Spaß haben und mein Buch weiterempfehlen. Herzlichen Dank!

Ihr Dr. med. Christoph Pies

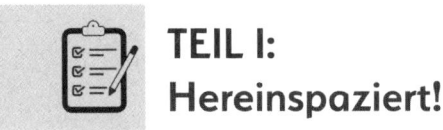

TEIL I:
Hereinspaziert!

ARZT, ABER HERZLICH:
Dialog auf Lendenhöhe

Die Kommunikation zwischen Arzt und Patient ist naturgemäß schwierig. Fast könnte man meinen, Arzt und Patient passen einfach nicht zusammen. Während eines Arzttermins treffen in einer besonders intimen Vier-Augen-Situation Laienmeinung auf Fachwissen, Zuwendungsbedarf auf Zeitdruck, krank auf gesund, gebrechlich auf mobil, Emotion auf Routine. Kurz: Extreme Gegensätze prallen unvermittelt aufeinander. Innerhalb von wenigen Minuten müssen Gespräch, Befund, Untersuchung, Diagnose und Therapie inklusive Dokumentation, Verordnung und Erklärung erfolgen – und das nicht selten auch für mehrere Angehörige und Begleitpersonen und in verschiedenen Sprachen.

»Muss ich Ihnen sagen, warum ich hier bin?«

Aber das sind ja nur die rein pragmatischen Aspekte. Es gibt noch viele weitere Hürden, die es zu überwinden gilt, bevor ein Patient sich seinem Arzt wirklich öffnet. Von einem Urologen möchte man ja am liebsten ein Leben lang nichts hören und sehen. Sinnbildlich dafür zog sich ein Patient einmal beim Betreten des Sprechzimmers den Mundschutz über die Augen. Das scheint mir nicht die beste Lösung. Das Gegenteil wäre anzustreben: Wir sollten einander tief in die Augen schauen und offen miteinander reden. Was ich aus jahrelanger praktischer Erfahrung weiß und mir auch beim Schreiben sehr schnell klar wurde: Es reicht nicht aus, wenn Patient und Arzt sich nur fachlich einander annähern. Nein, die wichtigste

Annäherung geschieht auf einem ganz anderen Gebiet: auf der Verständigungsebene.

Dabei ist sogar meist der Mediziner die Ursache der gestörten Verständigung. Schließlich steht er unter einem enormen systembedingten Zeitdruck. Wir verwenden hier oft den Begriff »Minutenmedizin«. Doch selbst das ist übertrieben. Rein statistisch gesehen wird der Patient schon nach etwa 20 Sekunden in seinen Ausführungen vom Arzt unterbrochen! Auf der anderen Seite sind die Erwartungen der Patienten an ihren Therapeuten mit dem Fortschritt in der Medizin überproportional gewachsen. Heute weiß im Prinzip jeder, der zum Arzt kommt, schon vorher, was ihm fehlt. Mangelnde Information ist es sicher nicht. So meinte ein Patient: »Ich habe mich im Internet krank gelesen.« Das Problem ist also eher die Verarbeitung der vorhandenen Informationen. Untersuchungen zufolge können zwei Drittel aller Patienten nach einem Arztgespräch weder die medizinische Diagnose noch die Erklärung zur Behandlung korrekt wiedergeben. Ein Drittel der Patienten ist mit der Art unzufrieden, wie der Arzt mit ihnen redet. Arzt-Patienten-Kommunikation wurde zu meiner Studien- und Ausbildungszeit überhaupt nicht gezielt trainiert. In meiner und der älteren Ärztegeneration ist es daher häufig noch so, wie der Schweizer Gesundheitsökonom Gerhard Kocher es einmal formulierte: »Sie lernten Organe, und es kamen: Menschen.«

Umgekehrt trifft das Internet-Halbwissen der Patienten bei den Ärzten auf keine große Gegenliebe. Dabei wäre der informierte Patient doch sehr zu begrüßen. Eine neue digital basierte Kommunikationsstruktur zwischen Arzt und Patient wird unweigerlich Einzug in die Medizin halten. Positiv interpretiert mag das manche Erleichterung bringen, jedoch befinden wir uns immer noch auf der Sachebene. Wir müssen noch den einen entscheidenden Schritt weitergehen. Es gibt keinen Zweifel, dass das Gespräch die wichtigste Säule in der Beziehung zwischen Arzt und Patient ist. Allein schon durch eine ausführliche Befragung können die meisten Befindlichkeitsstörungen weitgehend erkannt werden. Eine lockere Atmosphäre hilft dabei beiden Seiten, alle körperlichen und psychischen Aspekte offen zu besprechen. Heiter kommt weiter!

Und – was noch viel wichtiger ist – ein vertrauensvolles Verhältnis zum Therapeuten im Sinne einer Partnerschaft mit einem gemeinsamen Ziel: der Gesundung des Patienten. Die fachliche Kompetenz des Arztes ist für den Patienten schwierig zu überprüfen, daher folgen die meisten Menschen ihrem Bauchgefühl – zu Recht. Unbewusst stellen sie eine Beziehung zu ihrem Arzt her, indem sie auf Äußerlichkeiten achten, Verhaltensweisen wie zum Beispiel Augenkontakt wahrnehmen, aber auch seine Motive hinterfragen. Und wenn diese Beziehung von Vertrauen geprägt ist, folgen sie seinem Rat. Oft genug liegt die ärztliche Kunst einfach nur darin, den Patienten abzulenken, während die Natur sich selber hilft.

Im Gegenzug unterschätzt der Arzt bei Weitem die Macht seiner Worte. Gute Gespräche müssen nicht länger dauern als schlechte. Für fachliche Erklärungen nehmen wir Ärzte uns viel Zeit. Diese Zeit ist jedoch vertan, wenn der Patient mit seinen Gedanken und Gefühlen ganz woanders ist, zum Beispiel weil er Angst hat und deshalb nichts bei ihm ankommt. Erst nachdem der Arzt aktiv zugehört und sein Mitgefühl gezeigt hat, ist der Patient offen für fachliche Erklärungen und Ratschläge. Immer erst die Emotion, dann die Kognition. Das Wohlbefinden des Patienten wird weniger durch die richtige Therapie oder das richtige Medikament als vielmehr durch das Gespräch bestimmt. Es ist eine Art Pingpong mit Softbällen. Therapie plus Empathie. Ein gutes Wort zur rechten Zeit kann Wunder wirken. Ein ganzer Satz kann die Kur ersetzen. Wir sind schon auf dem Weg der Besserung, wenn wir im Patienten keinen Kunden, sondern einen Partner sehen – und wir sind schon fast geheilt, wenn wir gemeinsam einen Schlacht-

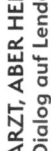

plan entwickeln. Sorry! »Schlachtplan« ist natürlich ein sehr unpassender Begriff. Besser sind Strategie, Therapiekonzept, Perspektive. Am besten ist alles zusammen. »Zuerst heile mit dem Wort, dann mit der Arznei und zum Schluss mit dem Messer.« Das forderte schon Paracelsus im 16. Jahrhundert. Oder um es mit den Worten eines meiner Patienten zu sagen: »Sie müssen mir ja nur ein paar Worte sagen, aber die müssen sitzen.« Okay, dann wollen wir mal loslegen mit dem »Sagen« und dem »Tun«, denn nach dem Arztgespräch sind dann doch meist noch ein paar Untersuchungen notwendig.

HOSE RUNTER:
Welche Untersuchungen auf Sie zukommen

Es ist mehr als verständlich, dass junge Männer ungern ihren Genitalbereich vor Fremden entblößen. Mindestens genauso unangenehm erscheint für Frauen die entwürdigende Position bei der Untersuchung auf dem Frauenarztstuhl. Der erwachsene Mann im vorsorgefähigen Alter zeigt den allergrößten Respekt vor der Untersuchung mit dem anal eingehenden Finger. Und sobald ein Arzt das Wort »Blasenspiegelung« auch nur andeutungsweise fallen lässt, ist die Panik in den Patientenaugen nicht mehr zu verbergen, das gilt für beide Geschlechter in gleichem Maße!

An dieser Stelle gibt es nur eine Möglichkeit der Abhilfe: Wenn Sie vor einem Urologenbesuch schon halbwegs wissen, was auf Sie zukommen könnte, ist der Schrecken größtenteils abgemildert, getreu dem bekannten Zitat: »Wenn du dich und den Feind kennst, brauchst du den Ausgang von hundert Schlachten nicht zu fürchten.« Schauen wir also mutig hin:

»Wie geht es Ihnen?«

»Gut, alle meine Ärzte hatten Urlaub.«

Körperliche Untersuchung

Beim Mann konzentriert sich der untersuchende Arzt vorwiegend auf das äußere Genitale, insbesondere die Inspektion des Penis und der Harnröhrenmündung und das Abtasten der Leisten und Hoden sowie der Prostata vom After her. Dazu muss verständlicherweise der Genitalbereich komplett freigelegt werden. Zumindest ist das in Deutschland so. In anderen Ländern mag es da Unterschiede geben. So berichtete ein Patient: »Österreich ist so katholisch, mein Urologe hat noch nie mein Genitale gesehen.« So geht's natürlich nicht. Mein Mantra lautet: Keine Diagnose durch die Hose! Aber selbst wenn ich meine Entkleidungsaufforderung so detailliert wie möglich ausgesprochen habe, bleibt Raum für Missverständnisse. Ich: »Dann müssen Sie bitte Ihre Hose noch runtermachen, samt Unterhose.« Patient: »Ne, die ist aus Baumwolle.«

»Ich muss heute auch noch mal hinten rein.«

»Dann ziehen Sie sich aber bitte die Schuhe aus.«

Und noch kurz zum analen Eingehen: Die sogenannte digital-rektale Untersuchung wird meist im Stehen mit vorgebeugtem Oberkörper oder in Seitenlage mit angezogenen Knien durchgeführt. Dabei führt der Arzt seinen behandschuhten Finger unter Zuhilfenahme eines Gleitmittels in den Enddarm ein. So kann er sich ganz in seine Arbeit vertiefen und in Ruhe die Rückseite der Prostata abtasten. Er beurteilt Größe und Konsistenz der Prostata und achtet auf verdächtige Verhärtungen. Beim eindringlichen Abtasten fühlt sich eine normale Prostata etwa kastaniengroß und prall-elastisch an. Die Konsistenz ist vergleichbar mit dem Daumenballen der Hand.

Kinder machen zur Freilegung des Genitalbereichs übrigens grundsätzlich weder den Gürtel noch den Hosenknopf auf, sondern winden sich wie der Entfesselungskünstler

HOSE RUNTER: Welche Untersuchungen auf Sie zukommen

Houdini aus ihren Textilien. Erwachsene sind da zum Glück oft entgegenkommender: »Ich habe meine Hose schon mal auf Halbmast gesetzt.«

Bei der Frau steht die Untersuchung auf dem Frauenarztstuhl im Mittelpunkt des Interesses. Dazu liegt die Frau auf einer Liege mit leicht nach hinten gekipptem Rückenteil. Die Beine werden links und rechts in stützenden Schalen abgelegt. Diese Position wird auch als »Steinschnittlage« bezeichnet. Bereits durch Blickdiagnose erhält die Ärztin/der Arzt einen Eindruck von der Durchblutungssituation der Scheidenhaut und somit vom Hormonstatus. Äußerliche Veränderungen wie Rötung oder Entzündungen, Trockenheit oder Blässe, Verletzungen oder Fehlbildungen können leicht erkannt werden. Oft wird eine Messung des pH-Wertes der Scheide durchgeführt, der bei gesunden Frauen in einem sehr sauren Bereich zwischen 3,8 und 4,4 liegen sollte. Zur Untersuchung der inneren Scheide verwendet der Arzt ein sogenanntes Spekulum, eine Metallrinne, die benötigt wird, um freie Sicht auf das Scheidengewölbe und den Muttermund zu erhalten. Hier wird nach Senkungszuständen wie Vorwölbungen der vorderen oder hinteren Scheidenwand gesucht sowie ein Absinken der Gebärmutter beurteilt. Oft wird in gleicher Sitzung die Harnröhrenweite mit kleinen Metallkügelchen ausgemessen (sogenannte Kalibrierung).

Urinkontrolle (Mittelstrahlurin)

In der Regel ist der nächste (und völlig harmlose) Untersuchungsschritt die Beurteilung einer Urinprobe. So können auf einfache Art und Weise bereits wegweisende Befunde erhoben werden. Wichtig ist dabei die korrekte Abgabe der Probe als sogenannter »Mittelstrahlurin«. Hä, werden Sie sich nun fragen. Wie soll ich denn Urin aus der Mitte meines Harnstrahls gewinnen? Mit dieser physikalischen Herausforderung scheinen viele Patienten überfordert. Keine Sorge! Gemeint ist nur das Auffangen der (zeitlich gesehen) mittleren Urinportion. Der Grund: In der ersten Portion könnten Beimengungen aus dem Mündungsbereich von Harnröhre und Scheide sein und für Verunreinigungen der Probe sorgen.

Anleitung zur Probegewinnung eines »Mittelstrahlurins«

- Waschen Sie sich die Hände.
- Spreizen Sie mit einer Hand die Schamlippen bzw. ziehen Sie die Vorhaut zurück.
- Waschen Sie den Bereich der Harnröhrenmündung mit Wasser ohne Seife und trocknen ihn mit einem sauberen Tuch wieder ab.
- Lassen Sie die erste Urinportion (circa drei Sekunden) in die Toilette laufen.
- Fangen Sie nun den zweiten Urin (circa 20–30 ml) in einem Gefäß auf, ohne den Harnstrahl zu unterbrechen.
- Lassen Sie den Rest des Urins einfach in die Toilette laufen.

Einfach? – Einfach!

Blutentnahme

Zur Bestimmung wichtiger Laborwerte beispielsweise der Nieren oder der Prostata ist die Gewinnung von einigen Millilitern Blut erforderlich. Die Blutentnahme erfolgt meist aus einer Vene in der Ellenbeuge. Zuerst wird eine Manschette, der sogenannte Stauschlauch, am Oberarm angelegt und so fest zugezogen, dass sich einerseits das Blut in den Venen stauen kann, andererseits der arterielle Puls immer noch zu tasten ist. Dann sucht man die beste Punktionsstelle, desinfiziert sie und punktiert die Vene mit einer dünnen Nadel. An das Ende der Nadel wird das Blutabnahmeröhrchen aufgesteckt, bei dem man durch Ziehen am Stempel vorsichtig einen Unterdruck erzeugt, um das Blutabnehmen zu beschleunigen.

Zuletzt öffnet der Arzt den Stauschlauch, zieht die Nadel und drückt mit einer Kompresse auf die Einstichstelle, damit kein Bluterguss entsteht. Ein Pflaster schützt die kleine Wunde.

Einfach? – Einfach!

Ultraschall

Ein Ultraschall gehört zum Standard der urologischen Basisdiagnostik. Er ist schmerzfrei und ohne Strahlenbelastung, weil er die unterschiedliche Reflexion von harmlosen Ultraschallwellen an den Organen misst. Vor der Untersuchung wird lediglich ein Kontaktgel auf die Bauchdecke aufgetragen. Mit der Ultraschallsonde können dann die Nieren, die Harnblase und beim Mann die Prostata beurteilt werden. Bei der Blase sind die Dicke der Blasenwand, der nach dem Wasserlassen verbliebene Restharn sowie eventuelle Aussackungen der Blasenwand (Divertikel) oder Steine von Interesse. Für die Untersuchung bei der Frau gibt es zudem stabförmige Ultraschallsonden, mit denen die Blase und der Beckenboden sehr gut von der Scheide aus beurteilt werden können. Durch Positionierung des Schallkopfes im Eingangsbereich der Scheide lassen sich die Länge der Harnröhre, die Dicke der Blasenwand oder eine dynamische Lageveränderung der Blase im Ruhezustand und beim Pressen gut darstellen. Aufgrund der guten Bildqualität, der fehlenden Strahlenbelastung und der Möglichkeit der Beurteilung in Echtzeit hat der Ultraschall die klassische Röntgendiagnostik weitgehend abgelöst.

Ich hatte schon Fälle, da haben Patienten bereits die Ultraschalluntersuchung für einen Teil der Therapie gehalten. Das klang dann ungefähr so: »Herr Doktor, können Sie mir noch mal den Ultraschall machen? Der hat mir so gutgetan.«

Blasenspiegelung

Eine Blasenspiegelung (Zystoskopie) wird empfohlen zur Abklärung von Blutbeimengungen im Urin und zur weiterführenden Diagnostik bei Blasenentleerungsstörungen oder Urinverlust. Während der Untersuchung liegt man in der beschriebenen Steinschnittlage auf dem Untersuchungsstuhl. Nach Desinfektion des Scheideneingangs beziehungsweise der Eichel wird ein betäubendes Gleitmittel in die Harnröhre gegeben. Dann schiebt die Ärztin oder der Arzt das dünne und flexible Endoskop (dünner als ein Kugelschreiber, aber dicker als die Mine) vorsichtig unter Spülung mit steriler Flüssigkeit über die Harnröhre bis zur Harnblase vor. So können schon beim Einführen des Gerätes Einengungen der Harnröhre durch Narben oder die Prostata sowie Funktionsstörungen des Schließmuskels erkannt werden. Durch das Auffüllen mit der Spülflüssigkeit entfaltet sich die Blase. Nun kann das Blaseninnere auf Steine, die Blasenwand auf Muskelveränderungen und die Schleimhaut auf Entzündungen oder Tumore untersucht werden. Die gesamte Untersuchung dauert nur wenige Minuten. Ein Dämmerschlaf (Sedierung), wie er bei einer Darmspiegelung notwendig ist, ist hierbei nur ganz selten erforderlich.

»Wann findet denn meine Blasenspiegelung statt?«

»Heute.«

»Muss ich dabei sein?«

Harnstrahlmessung

Bei einer Harnstrahlmessung (Uroflowmetrie) wird über einen Auffangtrichter in der Toilette die Stärke des Harnstrahls gemessen und als Kurvendiagramm aufgezeichnet. Die Ergebnisse werden in Millilitern pro Sekunde (ml/s) angegeben und als grafische Darstellung abgebildet. Die Stärke des Harnstrahls und die Dauer der Entleerung resultiert immer aus der Kraft des Blasenmuskels im Verhältnis zum Widerstand am Blasenausgang. Ein normaler Kurvenverlauf ist glockenförmig. Bei Einengungen der Harnröhre beispielsweise durch die Prostata ist der Kurvenverlauf abgeflacht und verlängert. Der Strahl sollte gleichmäßig, nicht gestreut oder gefächert und nicht unterbrochen sein. Die durchschnittliche Dauer des Wasserlassens ist lustigerweise bei allen Säugetieren gleich, nämlich 21 Sekunden! Jedenfalls sollte die Dauer einer normalen Blasenentleerung unter einer Minute liegen.

Wie man sich auf den Besuch vorbereitet

- Termin frühzeitig und vorausschauend vereinbaren
- Alle medizinischen Befunde und Unterlagen dabeihaben
- Versichertenkarte
- Handy
- Portemonnaie
- Medikamentenliste
- Bequeme Kleidung, die man schnell ablegen kann
- An Hörgeräte und Brillen denken
- Ggf. Mundschutz (FFP2), je nach aktueller Vorschrift
- Ggf. Angehörige oder Dolmetscher mitbringen
- Liste mit wichtigen Punkten machen und konkrete Fragen formulieren
- Alles offen ansprechen, nicht erst beim Rausgehen

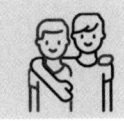

TEIL II:
Kinder und Jugendliche beim Urologen

KLEINKRAM:
Kinderurologie

Wechselhaft und vereinzelt Schauer:
Kindliches Einnässen

Bei der Geburt eines gesunden Babys wird uns vom medizinischen Personal die volle Funktionstüchtigkeit des Säuglings vorgegaukelt. Wenn Arzt und Hebamme im Kreißsaal milde lächeln, lassen sie die Eltern glauben, dass alles am und im Baby funktionieren würde. Dass die Geburtshelfer mit *alles* aber nur die lebenswichtigsten Funktionen meinen, können Mama und Papa natürlich nicht wissen. Streng genommen kann man sagen: Alles, was zum Überleben wichtig ist, funktioniert schon mal. Der Rest muss sich die nächsten Jährchen noch entwickeln. Und angenommen, der kleine Schreihals, der da eben in die Welt gewuppt wurde, pinkelt im hohen Bogen auf den grünen Kittel des Medizinmannes, dann sind die Eltern aber so was von überglücklich. Durch dieses sehr menschliche Ereignis ist ihnen vor Augen geführt worden, dass alles, wirklich alles, auf wundersame Weise funktioniert und sie sich in ihrem Glauben, die Natur habe ganze Arbeit geleistet, bestätigt fühlen dürfen. Doch in Wirklichkeit ist alles anders. Die Harnblase ist nämlich jenes Organ in unserem Körper, das erst am Ende unserer ersten Lebensjahre, also kurz vor der Einschulung, vollumfänglich seinen Dienst antritt. Dass es dafür, nach jahrelanger Arbeit, nicht selten als erstes Organ wieder seinen Dienst quittiert, klingt ungerecht, ist aber der Lauf des Lebens. Doch eins nach dem anderen.

Können wir mit wenigen Monaten unsere Körperhaltung schon kontrollieren und haben ab dem 10. Monat so komplexe Fähigkeiten wie Stehen und Gehen gelernt, so braucht das Nervensystem der Blase etwa zwei Jahre, um den Urin tagsüber, und fast drei Jahre, um ihn auch nachts zu kontrollieren. Selbst ein nächtliches Bettnässen bis zum 5. Lebensjahr gilt immer noch als normal und nicht behandlungsbedürftig. Vielen Eltern fällt es schwer, in einer solchen Situation locker zu bleiben. Schließlich rückt die Einschulung näher. Selbst im Alter von sieben Jahren nässt noch jedes zehnte Kind gelegentlich im Schlaf ein.

Eine emotionale Belastung für alle Beteiligten. Jungs sind wesentlich häufiger davon betroffen als Mädchen, organische Ursachen werden jedoch nur selten gefunden. Man darf die Eltern daher beruhigen, da es sich eben nicht um eine Krankheit, sondern nur um eine Entwicklungsverzögerung der Blasenspeicherung oder der Urinkonzentration handelt und zudem wirksame Behandlungen zur Verfügung stehen. Dabei muss man unterscheiden: Bei Kindern, die bereits trocken waren und dann wieder einnässen, stecken meist Ereignisse wie eine Trennung der Eltern, die Geburt eines Geschwisterkindes oder Probleme im Freundeskreis oder der Schule dahinter. Es lohnt sich also, die familiäre Situation und das persönliche Umfeld einmal kritisch zu hinterfragen. Denn die wichtigste Therapie ist ohnehin meist keine Therapie. Druck zu vermeiden, wirkt wahre Wunder.

Eine ärztliche Behandlung hingegen empfiehlt sich erst ab dem 6. Lebensjahr. Wenn das Kind noch nie trocken war, muss man die Blase trainieren. Dies geht auf zwei Wegen: Bei gut der Hälfte der Kinder ist eine sogenannte »Klingelhose« erfolgreich. Gemeint ist ein in der Hose liegender Weckapparat, der Alarm gibt, sobald ein integrierter Sensor nass wird. Sie werden an dieser Stelle möglicherweise einwenden: Dann ist es aber doch schon zu spät. Das stimmt zwar, dennoch gelingt es mit dieser Methode, bei einer konsequenten Anwendung über zwei bis drei Monate, dass das Kind bereits vor dem Einnässen wach wird und zur Toilette geht. Das Ganze basiert auf dem Prinzip der Konditionierung, das wir aus der Verhaltenstherapie kennen.

Zusätzlich stehen gut wirksame Medikamente zur Verfügung. Zum einen sorgt das abends eingesetzte Hormonpräparat Desmopressin dafür, dass der Körper nachts weniger Urin produziert, wodurch die Blase weniger Harn speichern muss. Das Medikament wird in einer Art Stufentherapie eingesetzt. Zunächst unterdrückt man die nächtliche Urinproduktion sehr stark, bevor man sie dann über Wochen hinweg langsam wieder freigibt. So gewöhnt sich die Blase sukzessive an höhere Speichermengen. Andere Medikamente mit dem Wirkstoff Propiverin können den Blasenmuskel direkt entspannen und so das Speichervermögen der Harnblase erhöhen.

Talfahrt verpasst: Hodenhochstand

Die Hoden sind ursprünglich als innere Organe anzusehen, denn sie entstehen in der frühen embryonalen Entwicklung im Bauchraum. Erst im Verlauf der Schwangerschaft wandern die Hoden hinab in den Hodensack. Dabei übernimmt das Hormon Testosteron die leitende Funktion, steuert es doch diese Wanderung der Hoden vom wärmeren Bauchraum hinab in den etwas kühleren Hodensack. Dort sollten beide Hoden spätestens mit Abschluss des 1. Lebensjahres angekommen sein, ansonsten könnte die Ausreifung gestört werden und der Urologe muss nachhelfen, meist durch eine kleine Operation. Manchmal erfolgt dieser Abstieg jedoch aufgrund anatomischer Besonderheiten oder hormonell bedingt unvollständig. Bei etwa 1 % der Säuglinge endet die Wanderung bereits im Bauchraum oder im Leistenkanal. Für die Funktion des Hodens ist es jedoch wichtig, dass die Temperatur um etwa zwei Grad niedriger liegt als die Temperatur im Körperinneren. Neben einer drohenden Unfruchtbarkeit steigt auch das Risiko für Hodenkrebs im späteren Erwachsenenalter um ein Vielfaches. Sollten also einer oder beide Hoden nach der Geburt nicht im Hodensack tastbar sein, so wird dies als Hodenhochstand bezeichnet. Jedoch unterscheidet man verschiedene Formen des Hodenhochstands, an denen sich auch die Notwendigkeit der Therapie festmacht: Der Leistenhoden ist die häufigste Form. Er lässt sich manuell nicht nach unten bewegen. Beim Gleithoden ist dies zwar möglich, jedoch gleitet dieser durch einen zu kurzen Samenstrang wieder in seine Ausgangslage zurück. Diese beiden Formen müssen unbedingt im 1. Lebensjahr behandelt werden!

Bei der Operation wird zunächst der Leistenkanal über einen Hautschnitt geöffnet. Dann befreit der Operateur Samenstrang und Hoden von überschüssigem Bindegewebe, um sie im Leistenkanal frei bewegen zu können. Damit der Hoden spannungsfrei in den Hodensack verlagert werden kann, durchtrennt der Urologe einige Fasern des Hodenhebermuskels. Ist der Hoden platziert, wird er mit einer kleinen Naht am Hodensack befestigt. So ist er dauerhaft in der gewünschten Position fixiert und kann sich nicht mehr nach oben verlagern.

Beim Pendelhoden verhält es sich umgekehrt. Er liegt ordnungsgemäß im Hodensack, zieht sich jedoch bei Reizen wie Kälte oder Berührung reflexartig in den Leistenkanal zurück und kommt dann wieder runter. Ein Pendelhoden muss nicht therapiert werden.

Kontrollieren Sie daher die Hodenlage Ihres Nachwuchses regelmäßig selbst in warmer Umgebung, und nehmen Sie unbedingt die U-Untersuchungen beim Kinderarzt wahr!

Verdrehte Welt: Die Hodentorsion

Bei Kälte oder bei Berührung der Oberschenkelinnenseite ziehen die Muskeln des Samenstrangs die Hoden nach oben. Dies ist ein uralter Schutzreflex des Körpers, der sogenannte Kremasterreflex. Noch bildlicher könnte man sich den Reflex umgekehrt vorstellen: Bei fixierten Hoden würde sich der Oberkörper nach vorne beugen. Der Samenstrang ist zudem eine Art »Kabelbaum« für den Hoden. In ihm verlaufen Arterien und Venen sowie Nerven und der Samenleiter, in dem beim Samenerguss die Spermien transportiert werden.

Dabei hat die Natur es so vorgesehen, dass beide Hoden in unterschiedlicher Höhe aufgehängt sind, damit sie nicht beim Gehen wie Klick-Klack-Kugeln gegeneinanderprallen. Das wird jeder bestätigen können, der schon einmal hinter einem unkastrierten Rüden spazieren gegangen ist. Meist hängt dabei der linke Hoden tiefer.

Aber die Hoden sind nicht nur in vertikaler Richtung sehr mobil. Da sie am Samenstrang frei im Hodensack aufgehängt sind und nur am Unterpol eine Fixierung an der Innenseite des Hodensacks besteht, können sie

»Mein Glockengehänge ist schief.«

sich auch um ihre eigene Achse drehen. Wenn das passiert, entsteht eine schmerzhafte Verdrehung des Hodens, eine sogenannte Torsion, was als absoluter Notfall anzusehen ist. Der Grund: Durch ein Verwringen des Samenstrangs wird die Blutzufuhr abgequetscht, was innerhalb weniger Stunden operativ behoben werden muss. Häufig tritt eine solche Verdrehung in sehr jungen Jahren auf. Ursachen sind oft falsche Bewegungen zum Beispiel beim Sitzen auf einem Fahrradsattel oder beim Sport. Und Achtung: Um größere Schäden zu vermeiden, erfordert eine Torsion die sofortige Vorstellung beim Arzt, da nach vier bis sechs Stunden ohne Blutzufuhr ein kompletter und dauerhafter Schaden bis hin zum Hodenverlust droht. Deshalb gilt: Bei akuten Hodenschmerzen sofort zum Arzt!

Vorhang auf: Die Vorhaut

Eigentlich ist es nur ein kleiner Hautlappen: die Vorhaut des Penis. Gemeint ist damit das vordere Ende der verschiebbaren Penisschafthaut. Sie bedeckt im Ruhezustand schützend die Eichel und dient bei einer Erektion als Reservehautfalte. Während außen eine »normale« Haut zu finden ist, hat der innere Teil einen schleimhautartigen Aufbau. Tatsächlich ranken sich viele Mythen um diesen kleinen Hautlappen und seine Funktion. Schauen wir genauer hin: Im Säuglingsalter bedeckt die Vorhaut die komplette Eichel. Ja, sie ist sogar mit ihr verklebt (angeborene Phimose) und schützt sie so vor Schmutz und Krankheitserregern. Sie können sich das so vorstellen wie bei der Knospe einer Pflanze, die am Anfang der Entwicklung einen guten Schutz bietet und dann die sensible Blüte nach und nach freigibt. Dies geschieht bei der Vorhaut genauso. In den ersten Lebensmonaten bildet die innere Vorhaut einen Talg, das sogenannte Smegma. Dieses sorgt dafür, dass die Vorhaut mehr und mehr von der Eichel weggedrückt wird. Bei der Mehrzahl der Jungen kommt es so zwischen dem 3. und 5. Lebensjahr zur Lösung der angeborenen Phimose, in über 90 % der Fälle spätestens bis zum Beginn der Pubertät. Geduld ist also gefragt und berechtigt, man kann in den meisten Fällen auf die Natur vertrauen. Die zunehmende Befreiung der Eichel erfolgt zusätzlich durch Erektionen, Wachstum und Körperhygiene. Eine Notwendigkeit zur Lösung der Vorhaut oder gar einer Beschneidung durch den Arzt besteht nur bei wiederkehrenden Entzündungen oder wenn es zu Störungen beim Wasserlassen kommt.

Nachdem die Vorhaut sich von der Eichel gelöst hat, bleibt sie dieser trotzdem erhalten. Während des ganzen Lebens hält sie die Eichel zart und feucht und schützt sie vor Verletzungen, Schmutz, schädlichen Umwelteinflüssen, Austrocknung und Sensibilitätsverlust. Aber die Vorhaut ist nicht nur zweischichtig, sondern auch vielseitig. Sie spielt eine wichtige Rolle für die

Sexualität des Mannes. Gemeinsam mit der Eichel und dem Vorhautbändchen zählt die Vorhaut nämlich zu den wichtigsten erogenen Zonen. Sie enthält eine Vielzahl von Rezeptoren, die durch Dehnung oder Druck stimuliert werden. Die Nervenversorgung ist hier fast so gut wie an den Kuppen der Finger. Zudem dient die Vorhaut als Hautreserve zur Verlängerung des Penis (bei Erektion) und verhindert so eine möglicherweise unangenehme Reibung beim Geschlechtsverkehr.

Haben Sie etwa schon genug? Nun, die Vorhaut kann noch mehr. Es wird sogar darüber diskutiert, ob sie eine Bedeutung für die Stärkung des Immunsystems hat. Sie enthält nämlich in hoher Dichte sogenannte dendritische Zellen, die eine Immunabwehr des Körpers in Gang setzen können. Das könnte laut einer Studie zum Beispiel bedeuten, dass mit zunehmender Vorhautlänge das Risiko, an einer chronischen Prostataentzündung zu erkranken, sinken könnte.[1]

Wer jetzt spontan in seine Hose schaut, weil er Angst um seine körpereigene Abwehrkraft hat, dem fehlt bestimmt die Vorhaut. Vielleicht fragt er sich auch: Warum habe ich keine? Danke! Diese Frage macht es mir möglich, zum nächsten Thema überzuleiten: Vorhautverengung und Beschneidung.

Jetzt wird's eng: Phimose und Beschneidung

Der medizinische Fachbegriff für die Vorhautverengung lautet Phimose. Die Ursache: Bei der primären (angeborenen) Phimose hat das normale Lösen der Vorhaut von der Eichel, wie im vorherigen Kapitel beschrieben, nicht ausreichend stattgefunden. Die Öffnung der Harnröhre ist nicht einsehbar, und die Vorhaut lässt sich nicht zurückziehen, bläht sich sogar beim Pieseln auf. Der Junior muss, will aber kein Wasser lassen, weil er dabei Schmerzen empfindet, die durch eine Entzündung noch verstärkt werden können.

Neben der angeborenen Phimose kennt der Urologe auch erworbene Phimosen, meist bei Erwachsenen. Dort, wo es

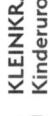

früher reibungslos lief, klemmt es nun. Engpässe dieser Art können auftreten, wenn es zu Vorhaut-Einrissen gekommen ist. Durch die Verletzungen kann es zu Entzündungen kommen, die wiederum zu einer Vernarbung und weiterer Einengung führen können. Einriss, Entzündung, Vernarbung – fertig ist der Teufelskreis. Im Erwachsenenalter zeigen sich narbige Engen häufig durch chronische Entzündungen als Folge von Pilzbefall oder einer Zuckererkrankung. Hier lautet die Ursachenreihenfolge: Entzündung, Einriss, Vernarbung.

Auch im Erwachsenenalter sollte eine Vorhautverengung möglichst behandelt. werden. Selbst dann, wenn der Penis nur noch zum Wasserlassen benötigt wird. Der Grund liegt in der Hygiene. Durch eine über lange Zeit unter der Vorhaut schwelende Entzündung kann bei meist älteren Herren das – Gott sei Dank – seltene Peniskarzinom auftreten. Ein Krebs, der von der Deckhaut der Eichel oder dem inneren Vorhautblatt ausgeht. Frühe Stadien können bestrahlt oder gelasert werden. Bei fortgeschrittenen Befunden droht allerdings die – Achtung! – Amputation. Um das zu vermeiden, bringen Sie bitte dem Penis auch im Alter noch die nötige Penibilität entgegen!

Eine Phimose kann operativ oder konservativ behandelt werden. Besteht kein akuter Therapiebedarf, können konservative Maßnahmen, etwa kortisonhaltige Salben, helfen. So meinte ich einmal zu einem Kind: »Dann schreibe ich dir ein Rezept für eine Salbe auf.« Seine Antwort: »Hä? Muss ich mir die selber kochen?« Heftige Manipulationen sollten übrigens vermieden werden, allenfalls eine sehr vorsichtige Mobilisation durch die Eltern ist erlaubt. Idealerweise sollte so das Problem bis zur Pubertät behoben sein. Wenn die Salbentherapie nicht ausreicht, muss operiert werden. Hierbei kann die Vorhaut ganz (vollständige Beschneidung) oder nur die verengte Hautstelle entfernt werden (plastische oder teilweise Beschneidung).

Weltweit sind heute zwischen 25 und 30 % der männlichen Bevölkerung beschnitten. Aber keine Sorge, wir steigen jetzt nicht tiefer in die soziokulturelle Diskussion einer rituellen Beschneidung bei Kindern ein. Grundsätzlich respektiere ich die Sitten einer jeden Kultur, so auch die rituelle Beschneidung.

Trotzdem möchte ich kurz die Pros und Contras aus medizinischer Sicht beleuchten. Befürworter sagen: Das Risiko einer Harnwegsinfektion sinkt, die Keimbesiedlung der Eichel wird geringer, und das HIV-Ansteckungsrisiko reduziert sich. Bessere Hygiene durch eine Beschneidung könne Peniskrebs im höheren Alter vorbeugen. Und weniger Smegma reduziere auch die Geruchsbildung. Mit einer reduzierten Empfindlichkeit des Penis sei längerer Sex möglich. Ohne Vorhaut sehe der Mann ästhetischer aus. Während die Befürworter also »Haut ab!« fordern, entgegnen ihnen die Gegner mit ähnlicher Wortwahl, aber anderer Bedeutung: »Haut doch ab!« Sie argumentieren, dass der schützende Effekt der Vorhaut für die Eichel wegfalle. Auch andere Funktionen gingen verloren. Die Vorhaut diene der Produktion von Sexuallockstoffen (Pheromonen) und spiele sogar eine Rolle im Immunsystem. Auch verliere man Empfindsamkeit, weil in der Vorhaut Tausende empfindliche Rezeptoren steckten. Die Masturbation sei bei beschnittenen Männern oft nur mit Gleitgel möglich. Eine Beschneidung sei eine schwere Traumatisierung mit irreparablen körperlichen Schäden. Die OP berge eine Gefahr von Nachblutungen, Verengungen der Harnröhrenöffnung, Infektionen und Verletzungen der Eichel. Neben kosmetischen gebe es auch psychische Folgen wie ein reduziertes Selbstwertgefühl oder ein Gefühl der Unvollständigkeit. Der Trend zur Beschneidung sei eine Modeerscheinung, vergleichbar mit der Genitalrasur …

Dass diese Art von Eingriff nicht zu Lasten der Krankenkassen und schon gar nicht zum Nachteil der Gesundheit des

> »Ich vermisse meinen alten Penis.«
> (Kind nach der Beschneidung)

Betroffenen durchgeführt werden sollte, muss deutlich gesagt werden: Laien, Finger weg! Insbesondere mit Blick auf das leibliche Wohl des Patienten kann ich dagegen klar festhalten: Fachlich geschulte Mediziner schneiden im Vergleich nun mal am besten ab!

Akuter Handlungsbedarf besteht hingegen bei einer Paraphimose, auch »spanischer Kragen« genannt. Dabei ist die zurückgezogene Vorhaut hinter dem Eichelkranz eingeklemmt. Hier weiß der Urologe, was zu tun ist: Bei einem operativen Eingriff wird die Vorhaut erweitert oder direkt entfernt. Manchmal geht dieser Zustand aber auch allein durch die Androhung einer OP spontan wieder weg: »Meine Vorhaut hat sich wieder eingerenkt, Herr Doktor.«

»Ich hab zu meinem Schwiegersohn gesagt: Geh zum Doktor Pies, der schnibbelt gerne.«

»FREI« BIS 18:
Die Jungen-Sprechstunde

Während den Mädchen meist durch den sehr frühen Kontakt zur Gynäkologin oder zum Gynäkologen eine wesentlich höhere Sorgfalt bezüglich Gesunderhaltung und normaler Entwicklung von Körper und Seele entgegengebracht wird, fehlt den Jungen oft ein einfühlsamer Ansprechpartner. Der männliche Jugendliche und junge Erwachsene bleibt nach Überwinden der kleinkindlichen urologischen Probleme wie Vorhautenge, Hodenhochstand oder Einnässen un-untersucht, bis er mit etwa 45 Jahren ins vorsorgefähige Alter eintritt. Nicht selten suchen die Jungs in dieser Phase daher Rat im Internet. Dort werden ihnen dann meist Informationen vermittelt, die ihre Unsicherheit eher verstärken als reduzieren. Die übertriebenen, teils absurden Darstellungen männlicher Geschlechtsorgane und sexueller Kontakte führen häufig zu erheblichen Minderwertigkeitsgefühlen bis hin zu Angststörungen.

Ich versuche daher, für die jungen Patienten Ratgeber und Begleiter zu sein. Übrigens kann schon ab dem 14. Lebensjahr (spätestens ab dem 16.) eine solche Beratung und Untersuchung ohne Anwesenheit der Eltern erfolgen. Und die Jungs haben tausend Fragen. Den meisten Diskussionsstoff bietet gemeinhin die Penisgröße. Bereits im jugendlichen Alter wird die Annahme, größer sei besser, manifestiert. Und wenn der kleine Freund *nur* durchschnittlich normal groß ist, verbinden die Jungs damit gleich die Furcht, weniger wert zu sein oder bei ihrem ersten zwischengeschlechtlichen Einsatz zu versagen. Daher mein Rat für harte Zeiten: Locker bleiben! Lassen wir also Fakten sprechen. Wenn »die Rute berechnet wird«, kommt man im Ruhezustand auf durchschnittlich 9 cm und in voller Größe auf 13 cm. Man sollte sich dabei immer bewusst machen, dass bei einem Mittelwert naturgemäß die eine Hälfte der Bevölkerung unterhalb dieses Wertes rangiert. Nur, dass niemand zu dieser Hälfte gehören möchte! In einer Befragung von über 25 000 Männern waren nur 55 % zufrieden mit ihrer Penisgröße, 45 % wünschten sich einen größeren und nur 0,2 % einen kleineren Penis. Umgekehrt zeigten sich die meisten Frauen aber zufrieden mit der Penisgröße ihrer Partner, die keinen Einfluss auf die Wahrscheinlichkeit habe, einen Orgasmus zu erreichen. Zu berücksichtigen ist auch die große Bandbreite, die es je nach Situation und Umgebungstemperatur gibt. Gehen Sie mal aus der Sauna direkt ins Kältebecken.

Aber erst wenn ein erigiertes Glied kleiner als 4–5 cm ist, spricht man von einem »Mikropenis«. Alles andere gilt als normal und nicht behandlungsbedürftig. Und es besteht ja bis zum Ende der Teenagerjahre durch die Testosteroneinwirkung auch noch eine spontane Wachstumstendenz. Von den häufig nachgefragten und im Internet angebotenen Streckvorrich-

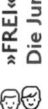

tungen rate ich tunlichst ab, da es zu kleinsten Gefäßverletzungen und Schwellkörpernarben kommen kann. Das beste Training hingegen ist regelmäßiger Geschlechtsverkehr. So steigert man die Durchblutung und die Sauerstoffversorgung. Der Körper macht dieses Training nachts auch selbst, Stichwort nächtliche Erektionen und »Morgenlatte«. Im Volksmund unterscheidet man gemeinhin zwei Penistypen: den Grower und den Shower, oder zu Deutsch den (häufigeren) Blutpenis, der sich bei Erektion deutlich ausdehnt und verlängert, und den »Fleischpenis«, der

> »Auf einer frisch gemähten Wiese sieht der Zwerg aus wie ein Riese.«

schon im Ruhezustand recht groß erscheint, aber bei Erektion nicht mehr viel an Länge zunimmt. Eine weitere Variable mit Einfluss auf die Länge ist eine durchaus normale Krümmung des Penis, meist nach oben. Dass das erigierte Glied kerzengerade und senkrecht vom Körper absteht, ist eher die Ausnahme. Die Natur kennt nun mal keinen rechten Winkel.

Wie groß der Penis optisch wirkt, liegt auch an der Schambehaarung. Wer up to date sein will, lässt kein gutes Schamhaar an seinem Körper. Ich denke oft: Wenn alle Jugendlichen ihre Hausaufgaben mit der gleichen Sorgfalt machen würden wie die Genitalrasur, wäre mir um unsere Zukunft nicht bange. Dabei hat das Schamhaar rein biologisch durchaus seinen Sinn. Es ist dazu gedacht, körpereigene Duftstoffe – sogenannte Pheromone – aufzunehmen und durch Schwitzen und Verdunstung als Lockmittel in der Umgebung zu verteilen. Machte früher also buschig noch wuschig, so ist diese Art der Balz heutzutage total out. Manche Jugendliche übertreiben es bei der Haarentfernung jedoch eindeutig mit der Gründlichkeit und rasieren radikal bis auf die mittleren Hautschichten. Okay, ich übertreibe, aber es kommt tatsächlich oft zu kleineren Verletzungen. Dies geschieht insbesondere bei der Nassrasur, weil das durch Feuchtigkeit aufgequollene Haar sich nach der Rasur unter die Haut zurückziehen kann und dann zu Entzündungen der Haarwurzeln neigt (sogenannte Follikulitis). In diesen Fällen empfehle ich eher die elektrische Trockenrasur mit einem kleinen Sicherheitsabstand.

Keine Abstriche machen: Hygiene

Bei Jungen und erwachsenen Männern kann sich zwischen der Vorhaut und der Eichel ein Talg, das bereits erwähnte »Smegma« bilden. Nein, nicht »Schmeck ma!« gesprochen, sondern so, wie es geschrieben wird: »Smegma«. Richtig, der Begriff war uns am Anfang des Kapitels zur Vorhaut, bei der Betrachtung der Kleinkinder, schon einmal begegnet. Die gelblich weiße Substanz besteht hauptsächlich aus Talg und Zellresten, unter die sich auch Urin und Bakterien mischen können, was uns zum Thema dieses Kapitels bringt, der Hygiene. So meinte ein Patient: »Ohne Körperpflege wäre es bei mir kritisch, so viel kann ich Ihnen sagen.« Wem diese Aussage regelrecht unter die Vorhaut geht, der sollte sein Smegma regelmäßig mit lauwarmem Wasser entfernen, um einer Geruchsbildung oder Entzündungen der Eichel vorzubeugen. Denn eine Eichelentzündung (Balanitis) tritt am häufigsten bei unbeschnittenen Männern auf.

Aber – bitte gut zuhören: Eine Entzündung von Vorhaut und Eichel kann im umgekehrten Falle auch bei übertriebener Intimhygiene auftreten. Viele, meist junge, Männer reinigen mehrfach täglich den Genitalbereich mit aggressiven Körperwaschmitteln. Aus einem »Viel hilft viel« wird dann schnell ein »Zuviel des Guten«. Das natürliche Gleichgewicht der Hautflora wird zerstört, die Bakterien werden radikal abgetötet, mit der Folge, dass Pilze Vorhaut und Eichel überwuchern. Es entsteht die sogenannte »Overtreatment Balanitis«. Mehrfach in der Woche sehe ich junge Männer mit diesen hausgemachten Beschwerden, und sie sind nur sehr schwer vom

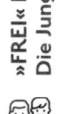

Gegenteil zu überzeugen. Erst durch drastische Vergleiche wird ihnen klar, wie sehr sie ihre Haut überfordern. Schließlich wäscht sich auch niemand mit Kernseife den Mund aus oder verwendet Terpentin auf seinem Autolack! Verständlich? Doch nicht jeder meiner Kollegen kann diese Anweisungen auch gut verständlich übermitteln. Patient: »Mein Arzt hat gesagt, ich soll mich trocken waschen.«

Meine Empfehlung: Ein bis zwei Reinigungen des Intimbereichs am Tag reichen in den meisten Fällen. Dabei sollten keine Seifen oder Duschgels, parfümierte Feuchttücher oder Intimdeodorants verwendet werden.

»Ich wasche mich jetzt mit so 'ner Seife, wo keine Seife mehr drin ist.«

Diese Hinweise gelten für Männer ebenso wie für Frauen. Grundsätzlich ist klares lauwarmes Wasser zum Reinigen am besten geeignet. Bei Entzündungen helfen zusätzliche Kamillenbäder sehr gut.

Infektionen treten gelegentlich auch in Folge einer lokalen oder generellen Schwächung des Immunsystems oder als ein Befall durch andere Hautkrankheiten wie beispielsweise Schuppenflechte auf. Bei älteren Herren muss als häufige Ursache an eine Zuckerkrankheit gedacht werden. Ein Diabetes mellitus begünstigt das Pilzwachstum. Grundsätzlich mögen Pilze neben Zucker auch Wärme und Feuchtigkeit. Kein Wunder, dass sie sich auf der faltigen Hodenhaut, unter der wärmenden Vorhaut, aber auch in den warmen und feuchten Hautfalten der Leistenbeuge besonders wohlfühlen. Wenn besonders viele Hautfalten vorhanden sind, wachsen Pilze auch an anderen Stellen. Sie kennen das: Brust liegt auf Bauch, Bauch liegt auf Bein, und dazwischen liegen die Brutstätten.

An dieser Stelle möchte ich abschließend noch folgende Anekdote aus meiner Assistenzarztzeit im Krankenhaus erzählen. Ein Patient hatte sich über Jucken an der Vorhaut beklagt, und wir reichten ihm eine Pilzsalbe mit dem Hinweis: »Die können Sie sich bitte draufschmieren!« Groß war unsere Überraschung am nächsten Tag bei der Visite. Da konnten wir nämlich beobachten, wie der Patient sich die Salbe genüsslich aufs Frühstücksbrot strich.

Dieses Kribbeln im Schlauch: Geschlechtskrankheiten und HPV-Impfung

»Lieber eine erregte Unbekannte als ein unbekannter Erreger«, so lautet eine bekannte Kneipenweisheit. Leider ist beides allzu oft miteinander verbunden. Junge Männer treten häufig mit folgender Bitte an mich heran: »Ich möchte mich mal auf alle Geschlechtskrankheiten untersuchen lassen.« Diese Alles-auf-ein-mal-Mentalität wird meist durch einen Impuls von außen angestoßen – vielleicht durch

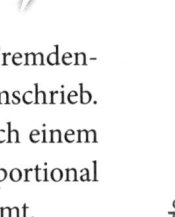

»Haben Sie häufig wechselnden Geschlechtsverkehr?«

»Hätt ich gern, hab ich nicht.«

einen kleinen Seitensprung oder einen »Termin im Fremdenverkehrsamt«, wie ein Patient seinen Bordellbesuch umschrieb. Oftmals sind diese Patienten symptomlos, haben nach einem solchen »Ereignis« aber einfach Angst, die überproportional mit der Anzahl der »gepflegten« Beziehungen zunimmt.

Andere hingegen äußern konkrete Beschwerden: »Herr Doktor, ich habe so einen Juckreiz zwischen den Großzehen.« Ich musste zunächst einen Moment darüber nachdenken, was dieser junge Mann mir eigentlich sagen wollte. Sie auch? Präziser kann man es aber letztlich nicht ausdrücken.

Andere Symptomschilderungen aus Patientenmund hörten sich so an: »Ich habe immer so einen weißen Ausfluss. Ich habe extra die Hose mal ein paar Tage angelassen.« Oder: »Bei mir kommt Diskret aus der Harnröhre.« Nicht gut. Ich kann aber sicher sagen, dass dieses Sekret von mir diskret behandelt wird.

Wenn ein Mann Ausfluss hat, ist das meistens ein Zeichen dafür, dass die Schleimhäute in seiner Harnröhre entzündet sind. Aus dem Penis fließt vermehrt Sekret, das sowohl klar als auch weißlich oder eitrig sein kann. Hinzu kommen ein Brennen in der Harnröhre sowie Schmerzen beim Wasserlassen.

Hauptursachen solcher Probleme sind Geschlechtskrankheiten. Durch Sexualkontakt übertragbare Krankheiten oder auf Englisch »sexually transmitted diseases« (STD) zählen laut Weltgesundheitsorganisation WHO zu den fünf häufigsten Gründen für einen Arztbesuch weltweit. Reden wir also darüber.

Chlamydien, Tripper und Syphilis sind schon vom Namen her keine feinen Keime. Beginnen wir mit den Chlamydien. Chlamydien machen etwa ein Drittel der Harnröhrenentzündungen beim Mann aus. Auch bei Frauen sind sie viel häufiger als bisher angenommen. Chlamydien sind sehr ansteckend. In Europa ist es die häufigste sexuell übertragbare Erkrankung mit einem sehr hohen Durchseuchungsgrad. Bei Erwachsenen lassen sich je nach Region und Alter bis zu 80 % Infizierte nachweisen. Drei von vier Infizierten bemerken nichts von ihrer Infektion, womit einer weiteren Verbreitung der Weg bereitet ist. Bei der Frau erhöht sich durch die Infektion das Risiko für Eileiterschwangerschaften und Frühgeburten, beim Mann kann es zur Unfruchtbarkeit kommen, zum Beispiel durch eine Entzündung der Nebenhoden und ein Verkleben der Samenwege. Symptome sind ein Ausfluss aus der Harnröhre, Schmerzen beim Wasserlassen oder unbestimmte Unterbauchschmerzen. In normalen Abstrichen entwischt das Bakterium leicht, da es sich in der Schleimhaut versteckt. Außer einem Harnröhrenabstrich kann auch Urin oder Ejakulat untersucht werden. Eine nachgewiesene Infektion kann sehr wirksam mit Standardantibiotika behandelt werden. Als Mittel der Wahl gilt das Medikament Doxycyclin, das aber konsequent über drei Wochen eingenommen werden muss. Wichtig ist die gleichzeitige Behandlung aller Sexualpartner der infizierten Person. Sonst kommt es zum Pingpong-Effekt. Der jeweils noch Infizierte steckt den gerade Behandelten wieder an. Nach dem Ende der Behandlung muss eine abschließende Kontrolluntersuchung stattfinden. Eine Chlamydien-Infektion kann unbehandelt oder als Langzeitfolge übrigens auch die Augen und die Gelenke betreffen, was im englischsprachigen Raum so zusammengefasst wird: »Can't pee, can't see, can't climb a tree!«

Die umgangssprachlich als Tripper bezeichnete Geschlechtskrankheit wird unter Fachleuten Gonorrhoe genannt. Der Tripper müsste eigentlich Dripper heißen, da er sehr bildlich das Heraustropfen des eitrigen Ausflusses beschreibt. Die auslösenden Bakterien heißen Gonokokken. Sie sind hochansteckend. Haben sich die Bakterien in den Schleimhäuten des menschlichen Körpers angesiedelt, vermehren sie sich schnell. Besonders ungeschützter Geschlechtsverkehr führt zur Übertragung. Beschwerden bei einem Infizierten können nach einigen Tagen auftreten und äußern sich in Schmerzen beim Wasserlassen und einem milchig-eitrigen Ausfluss. Da es sich auch bei Tripper um eine bakterielle Infektion handelt, kann sie gut mit Antibiotika behandelt werden.

Etwas anders sieht es bei der Syphilis (Lues) aus, deren Erreger den etwas wohlklingenderen Namen Treponema pallidum haben. Hier äußern sich Symptome nicht nur an den Geschlechtsorganen, sondern am ganzen Körper. Es bilden sich anfangs kleinere Geschwülste, nach etwa sieben bis zehn Wochen kommt es zu grippeähnlichen Beschwerden. Bei einem Teil der Infizierten kommt es zu einem chronischen Verlauf, der durch vielfältigen Haut- und Organbefall (sogar des Gehirns) gekennzeichnet ist. Die Diagnose wird hauptsächlich durch den Nachweis von Antikörpern im Blut gestellt. Auch die Syphilis ist durch die Gabe von Antibiotika, insbesondere dem klassischen Penicillin, heilbar. Männer sind weit häufiger betroffen als Frauen. Übrigens soll der große Entdecker Christoph Kolumbus beziehungsweise seine Matrosen 1492 diesen »Schatz« von ihren Entdeckungsreisen mit nach Europa gebracht haben – mit weitreichenden Folgen. Die Syphilis kostete beispielsweise Ludwig van Beethoven das Gehör, befiel Philosophen wie Nietzsche und Schopenhauer und Diktatoren wie Hitler und Mussolini. Bei den beiden Letzteren würde ich rückblickend sogar mit hoher Wahrscheinlichkeit eine Gehirnbeteiligung vermuten … Nachdem die Syphilis fast ausgerottet war, hat sich die Zahl der gemeldeten Syphilisfälle in den letzten Jahren wieder auf über 8000 pro Jahr erhöht – Ballungsgebiete Berlin, Hamburg und … das Rheinland!

Kennen Sie Lippenherpes? Diese harmlose Virusinfektion am Mund? Genau. Die juckenden und schmerzenden Bläschen werden vom Herpes-Simplex-Virus Typ 1 (HSV 1) verursacht. Sein Bruder, der HSV 2, ist das schwarze Schaf in der Familie. Er wohnt zwei Etagen tiefer und verursacht den Genitalherpes. Die Symptome sind ähnlich, nur die Lokalisation ist unangenehmer. Schätzungen zufolge ist er bei etwa 10–30 % der Weltbevölkerung nachweisbar. Ein leichter Genitalherpes muss oft nicht behandelt werden, da er von alleine abheilt. Ist dies nicht der Fall, kommen Medikamente in Tablettenform oder als Salbe zum Einsatz. Da die auslösenden Viren ein Leben lang im Körper verbleiben, ist die Erkrankung nicht heilbar. Ein Patient, der einmal Genitalherpes hatte, kann also immer wieder Rückfälle erleiden. Dabei führt eine Infektion meist gar nicht zu einer Erkrankung: 90 % der Infizierten bekommen keine oder nur sehr unauffällige Symptome. Schlagzeilen machte der Genitalherpes im April 2019, als es nach dem Coachella-Musikfestival in der südkalifornischen Region zu einem deutlichen Anstieg der Erkrankungsfälle kam. Wie das wohl passierte? War's ein Influencer?

Können Sie noch? Okay, Stellungswechsel. Kommen wir zum nächsten Höhepunkt: Die feigen Feigwarzen, sogenannte Condylome, entstehen durch Humane Papillom-Viren (HPV), die ebenfalls meist bei sexuellem Kontakt übertragen werden und auch ein Leben lang im Körper verbleiben können. Zwar kommen 70–80 % aller Menschen in ihrem Leben mit diesen Viren in Kontakt, aber nur 1–2 % entwickeln sichtbare Warzen. Beim Mann treten Warzen einzeln oder in Gruppen am Penisschaft und im gesamten Genitalbereich auf. Sie sind kosmetisch störend, aber beim Mann nicht wirklich gefährlich. Peniskrebs als Spätfolge ist extrem selten. Aber durch Oralverkehr kann HPV auch auf die Mundschleimhaut übertragen werden und dort langfristig Mund- und Rachentumore auslösen. Die Behandlung erfolgt mit lokal anwendbaren Medikamenten, durch Laser oder operativ.

Die HP-Viren werden in verschiedene Typen und Risikoklassen eingeteilt. Zum Glück sind die meisten nur ärgerlich, aber letztendlich harmlos. Doch Achtung: Bei Frauen können bestimmte HPV-Typen Vorstufen von Gebärmutterhalskrebs hervorrufen. Seit 2006 gibt es eine Impfung unter anderem gegen die Hochrisikotypen 16 und 18. Diese sollte möglichst vor dem ersten Sexualkontakt erfolgen. Die Impfung steht für Mädchen und Jungs ab dem vollendeten 9. Lebensjahr bis zum vollendeten 14. Lebensjahr kostenfrei zur Verfügung. Dabei werden zwei Impfdosen empfohlen. Die zweite Dosis sollte mindestens fünf Monate bis maximal zwölf Monate nach der ersten verabreicht werden. Ab dem vollendeten 15. Lebensjahr wird die HPV-Impfung dann in einem 3-Dosen-Schema empfohlen. Die Krankenkasse trägt bis zum 18. Lebensjahr die Kosten.

Mein Tipp: Die Übertragung von Condylomen verhindert man am besten durch Kondome. Ein Wortspiel erspare ich Ihnen an dieser Stelle. Den wichtigen Hinweis auf die Schutzwirkung von Kondomen und Lecktüchern bei wechselndem Geschlechtsverkehr kann ich Ihnen aber leider nicht ersparen!

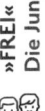

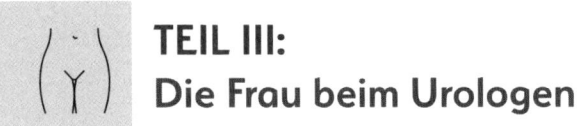

TEIL III:
Die Frau beim Urologen

DRÄNGENDE FRAGEN:
Die Harnblase

Ist ja reizend: Reizblase und Dranginkontinenz
Die Harnblase liegt im unteren Bereich der Bauchhöhle, direkt hinter dem Schambein. Sie ist ein Hohlorgan, das von einer Schicht glatter Muskulatur umgeben ist. Ihre Funktion besteht darin, den Urin, der aus den Nieren kommt, zu sammeln und zu gegebener Zeit über die Harnröhre auszuscheiden. Ist die Blase ausreichend gefüllt, so erfolgt über die Nerven eine Meldung an das Gehirn, dass eine Entleerung stattfinden muss. Wir Menschen kennen das. Wir müssen mal müssen. Das Müssen steuern wir willentlich. Jedenfalls, solange alles normal läuft. Ab hier nähern wir uns dem Problem – dem Harnverlust. Wie es zum Verlust kommt, ist bei Frauen und Männern sehr unterschiedlich. Bei Männern ist meist die Prostata schuld, daher verweise ich an dieser Stelle auf das entsprechende Kapitel. Gleich ist bei beiden, dass sie unter dem Urin- und damit unter dem Kontrollverlust psychisch leiden. Es sind Verlustängste – im wahrsten Sinne des Wortes. Frauen müssen naturgemäß tendenziell häufiger zum Klo als Männer, da ihre Blase neben der Gebärmutter weniger Platz hat und daher im Durchschnitt etwa 100 ml weniger speichern kann. Statt circa 400 ml wie beim Mann passen nämlich bei der Frau oft nur gut 300 ml in die Blase hinein.

Und was auch für beide Geschlechter gilt: Mit zunehmendem körperlichem Alterungsprozess scheint sich das Schicksal gegen uns und unsere Blase zu wenden. Es kommt zu Problemen mit der Urinkontrolle, die wir schweren Herzens als

Vorboten unserer menschlichen Vergänglichkeit akzeptieren müssen. Gezeitenwechsel zwischen Ebbe und Flut.

Wir können den Lauf des Lebens nicht aufhalten. »Oben fit und unten dicht, mehr wünsch ich mir fürs Alter nicht.« So anspruchslos mancher Patientenwunsch klingen mag, leider geht er nicht immer in Erfüllung. Oft werden wir uns dessen jedoch erst bewusst, wenn es tatsächlich unkontrolliert aus uns heraustropft oder eben -läuft. Betrachten wir es so: Urinverlust im Alter gehört zu unserem Menschsein einfach dazu. Ein optimistischer Patient meinte zu mir: »Ich fühle mich wie neugeboren.. Keine Haare, keine Zähne, und in die Hose pinkel ich auch wieder.« Doch mit der Inkontinenz ist es ähnlich wie mit der Schwangerschaft. Ein bisschen schwanger geht nicht, und halbtrocken gibt es bekanntlich auch nur bei Sekt und Wein. Dabei ist die Harninkontinenz eine sehr weit verbreitete Erkrankung. Allein in Deutschland sind rund sechs bis acht Millionen Menschen davon betroffen. Mit anderen Worten: Etwa jeder zehnte Deutsche ist ein »Auslaufmodell«. Wobei das weibliche Modell leider überwiegt. Frauen sind durchschnittlich zwei- bis viermal häufiger betroffen als Männer, und die Zahl der Erkrankten steigt mit zunehmendem Alter. Die Beeinträchtigungen im Alltagsleben sind enorm. Harninkontinenz bringt Sie zwar nicht um, aber sie nimmt Ihnen das Leben. Dennoch vermutet man aufgrund der hohen Schamgrenze, dass rund 60 % der an Inkontinenz erkrankten Menschen nicht zum Arzt gehen, auch diejenigen nicht, die schon jahrelang unter Inkontinenz leiden.

Grundsätzlich muss man zwischen einem Urinverlust bei körperlicher Belastung, der sogenannten Belastungsinkontinenz, und einer Dranginkontinenz unterscheiden. Typisch für letztere ist ein plötzlich auftretender, so starker Harndrang, dass auch die nächste Toilette nicht mehr erreicht werden kann. Grund für den Mega-Muss-Drang sind unwillkürliche Zusammenziehungen der Blasenmuskulatur. Meist versucht

man noch, durch Herumgetrippel die Blasennerven abzulenken, oft ist es jedoch
schneller passiert, als der Satz »Ich
muss mal ganz dringend« ausgesprochen ist. Umgangssprachlich sprechen
wir oft von einer »Reizblase«. Im medizini-

> »Der Urinverlust ist nicht so schlimm. Das ist so schön warm.«

schen Sprachgebrauch wird bevorzugt der Begriff der über-
aktiven Blase, oder kurz ÜAB, verwendet. Als normal gelten
sieben bis acht Entleerungen am Tag und maximal einmal
nachts. Letztlich kann man aber immer dann von einer über-
aktiven Blase sprechen, wenn die Toilettengänge den Tages-
ablauf oder die Nachtruhe stören. Häufiges nächtliches Wasserlassen wird als Nykturie bezeichnet. Im Allgemeinen meint
man damit zwei oder mehr Unterbrechungen des Schlafes für
einen Toilettengang. Insbesondere ältere Menschen haben
dadurch ein erhöhtes Risiko für Stürze und Knochenbrüche.
Die Ursachen sind entweder im Bereich der Urinproduktion
oder der Urinspeicherung zu suchen. Normalerweise beträgt
der Anteil des nachts produzierten Urins maximal ein Drittel
der gesamten Tagesurinproduktion. Bei vielen Krankheiten ist
dieses Verhältnis verschoben.

Viele Betroffene bringen die Überaktivität ihrer Blase in
Verbindung mit bestimmten Nahrungsmitteln. Welche das
sind, kann individuell sehr unterschiedlich sein. Hier hilft ein
Ernährungstagebuch, um die besonders harntreibenden
Lebensmittel zu identifizieren. Scharfe Gerichte mit Chili,
Ingwer und Pfeffer sind meist nicht zu empfehlen. Spargel
oder säurehaltige Gemüsesorten wie Tomaten regen die Nie-
ren zur Urinproduktion an.

Geht die ÜAB mit einem unwillkürlichen Urinverlust einher, verwendet man den Begriff »Dranginkontinenz«. Wichtig
zu erwähnen ist, dass dahinter keine eigenständige Krankheit
steckt, sondern ein Symptomenkomplex, der verschiedene
Ursachen haben kann.

Ausgelöst wird das Zusammenziehen der Muskulatur häufig durch Blasenentzündungen oder -polypen, durch Übergewicht, Diabetes mellitus (Zuckerkrankheit) oder durch Schäden der Nerven, die die Entleerungsmuskulatur steuern. Zu den möglichen Krankheiten, die eine Nervenschädigung hervorrufen können, gehören Alzheimer, Multiple Sklerose und Parkinson, aber auch die Folgen eines Schlaganfalls oder Bandscheibenvorfälle können nervtötend sein. Findet sich tatsächlich eine neurologische Ursache, nennt man diese Form Reflexinkontinenz.

Viele Patienten empfinden den verstärkten Harndrang auch beim Geräusch von fließendem Wasser. Ein Patient beschrieb seine Erfahrung dabei sehr plastisch: »Wenn es draußen regnet, habe ich auch Regen in der Hose.«

Zusammenfassend kann man also sagen, dass es zu einem Ungleichgewicht zwischen von der Blase ausgehenden erregenden Reizen und den vom Nervensystem kommenden hemmenden Impulsen kommt. Auch Kälte- und Wärmeeinflüsse spielen eine Rolle: »Dieser Sommer war für meine Inkontinenz ideal.« Nicht zuletzt steht die Blase sehr stark unter dem Einfluss der Psyche. Man geht davon aus, dass bei drei von vier ÜAB-Betroffenen psychische Faktoren wie Nervosität, Ängste, Stress und Überlastung zu ihrer Blasenfunktionsstörung beitragen.

Erst wenn mit dieser Sammlung im Rücken der Druck unerträglich groß geworden ist – also auch der seelische –, vertraut sich der Betroffene einem anderen Menschen an. Wer diese Vertrauensperson ist, ist zunächst einmal egal. Aber das Beste daran ist, dass Sie sich ein Herz gefasst haben und sich Hilfe suchend nach außen wenden. »Ich komme mit meiner Blase.« Wer so oder so ähnlich den Weg in die Praxis eines Urologen gefunden hat, der wird feststellen, dass einiges gegen seine Not getan werden kann. Je nach Befund steht uns nämlich therapeutisch ein ganzer Strauß unterschiedlicher Behandlungsmöglichkeiten zur Verfügung.

Ursachen einer ÜAB

- Alter
- überempfindliche Blasensensorik
- überaktiver Blasenmuskel
- Zustand nach Blasenentzündung
- gestörte Schutzschicht der Blasenschleimhaut
- übersensible oder anatomisch verlagerte Harnröhre
- neurologische Ursachen mit Störungen im Hirn-Kontroll-system
- Störungen im vegetativen Nervensystem
- Übergewicht
- Psyche (Stress, Angst, Nervosität, Depression)
- Mangel an Scheidenhormonen (Östrogenen)
- Bindegewebsschwäche
- Schwangerschaft und Periode (Progesteron)
- Senkungszustände
- Magen-Darm-Störungen
- Medikamente
- Nahrungsmittel (Koffein, Alkohol, Gewürze, manche Gemüse)
- saurer Urin
- idiopathisch (keine Ursache zu finden)

Die beiden grundlegenden Prinzipien in der Behandlung einer ÜAB bestehen einerseits in einer Ruhigstellung des Blasenmuskels sowie andererseits in einer Beruhigung der Blasennerven und somit der Reizüberleitung zum Gehirn. Dabei geht man schrittweise in einer Stufentherapie vor.

Bei einem Blasentraining versucht man, die Zeit zwischen den Toilettengängen immer weiter auszudehnen. Das Wasserlassen wird in kleinen Schritten hinausgezögert, um die Blase daran zu gewöhnen, sich stärker zu dehnen und mehr Urin zu speichern. Dazu ist es hilfreich, zunächst in festen Intervallen zur Toilette zu gehen, diesen Zeitabstand dann zum Beispiel in 5-Minuten-Schritten auszudehnen und das Intervall nach einigen Tagen wieder zu verlängern. Der therapeutische Effekt ist in Studien nachgewiesen, jedoch benötigt man viel Durchhaltevermögen und einige Monate Geduld bis zu einer merklichen Besserung. Um vorzeitige Toilettengänge zu vermeiden, versucht man, einen auftretenden starken Harndrang durch Ablenkung zu überwinden, indem man beispielsweise tief einatmet, den Beckenboden stark anspannt, an etwas Schönes denkt oder einer anderen Aktivität nachgeht. Viele Betroffene verspüren in sitzender Position mit nach vorne gebeugtem Oberkörper weniger Harndrang.

> »Wenn ich gehe, dann läuft's, aber wenn ich laufe, dann geht's.«

Manche Obst- und Gemüsesorten sind wegen des hohen Gehalts an Vitaminen und Mineralstoffen gut für die Blasengesundheit und das Immunsystem. Insbesondere Vitamin B reguliert das vegetative Nervensystem. Es findet sich in Vollkornbrot, Beeren, Walnüssen und Sonnenblumenkernen. Und Joghurt enthält viele Probiotika und kann so möglicherweise über eine gesunde Darmflora positiven Einfluss auf das gesamte Immunsystem haben.

Auch Pflanzenstoffe können bei der Beruhigung einer ÜAB eingesetzt werden, da neben der entzündungshemmenden auch eine krampflösende und muskelentspannende Wirkung postuliert wird. Für eine beruhigende Wirkung auf Blase und Psyche werden häufig Hopfen, Johanniskraut, Buccoblätter, Melissenblätter und Hagebuttenschalen eingesetzt. Präparate mit stark durchspülender Wirkung sollten aber eher gemieden werden.

Erste Therapiestufe bei ÜAB

- Blasentraining (Hinauszögern des Wasserlassens)
- Die Blase nach der Uhr entleeren (alle zwei Stunden)
- Ernährungsumstellung (auf stark gewürzte Speisen verzichten)
- Verstopfung durch ballaststoffreiche Ernährung vermeiden
- Regelmäßig körperlich aktiv sein und das Körpergewicht regulieren
- Trinkmengenregulation (Trinkmenge 1,5 bis 2 Liter)
- Koffein, Softdrinks und Alkohol in Maßen genießen
- Auf Nikotin verzichten
- Hormontherapie (Östrogene für die Scheide)
- Phytotherapie (Pflanzenstoffe)
- Stressreduktion und psychosomatische Mitbehandlung
- Warmhalten (Kälte erhöht den zentralen Blutfluss und damit die Urinproduktion)
- Physiotherapie (Beckenbodentraining)
- Osteopathie (Behandlung von Störungen der Selbstregulation der Organe)
- Akupunktur und Traditionelle Chinesische Medizin (TCM)
- Elektrostimulation (Reizstrombehandlung)

In der zweiten Therapiestufe werden dann Medikamente eingesetzt, die den Blasenmuskel entspannen. Das Prinzip dieser Mittel ist eine Verminderung der Wirkung des Botenstoffes Acetylcholin an den Bindungsstellen der Blasenmuskulatur. Diese Bindungsstellen heißen Muskarin-Rezeptoren. Daher wird die Wirkstoffgruppe auch Antimuskarinika oder Anticholinergika genannt. Die Mittel blockieren das unwillkürliche Zusammenziehen des Blasenmuskels und tragen so zu einer besseren Urinspeicherung bei. Ebenso reduzieren sie die Wahrnehmung der Blasenfüllung. Die Stoffgruppe umfasst sieben verschiedene Wirkstoffe mit leicht unterschiedlichem

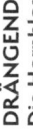

Wirkprofil (Darifenacin, Fesoterodin, Oxybutynin, Propiverin, Solifenacin, Tolterodin, Trospiumchlorid). Der volle Effekt tritt erst nach zwei bis vier Wochen ein. Sie wirken bei etwa zwei Dritteln der Betroffenen. Während der Therapie muss regelmäßig durch Ultraschall die Restharnmenge nach dem Wasserlassen kontrolliert werden, da der Blasenmuskel weniger Kraft für die Entleerung aufbringen kann. Leider brechen die Hälfte der Patienten die Therapie innerhalb des ersten Jahres ab, denn auch die Nebenwirkungen an anderen Organen sind nicht unerheblich. Durch eine Hemmung der Funktion der Mundspeicheldrüse und des Darmes treten häufig Mundtrockenheit und Verstopfung auf. Gedächtnisstörungen wurden beschrieben, weshalb insbesondere der Einsatz bei Morbus Parkinson und Demenz gut abzuwägen ist. Und bei erhöhtem Augeninnendruck (Glaukom) muss eine engmaschige augenärztliche Kontrolle erfolgen.

Bei Patienten, die auf eine Erst- und Zweitlinientherapie nicht befriedigend ansprechen, kann eine Behandlung mit Botulinumtoxin (kurz: Botox) als Drittlinientherapie angeboten werden. Ja, Sie haben richtig gelesen, Botox! Das Nervengift kann sowohl die Signalübertragung der Nerven an den Blasenmuskel als auch die Wahrnehmung der Blase blockieren. Dadurch wird der Harndrang abgeschwächt, und die Zeitintervalle zwischen den Toilettengängen werden vergrößert. Vier von fünf Patienten zeigen nach der Behandlung eine zufriedenstellende Wirkung. Botox wird im Rahmen einer Blasenspiegelung mit einer dünnen flexiblen Nadel an mehreren Stellen in den Blasenmuskel eingespritzt. Die Anwendung kann in einer kurzen Vollnarkose oder nach Auffüllen der Blase mit einem lokalen Betäubungsmittel ambulant durchgeführt werden. Der Effekt tritt nach einigen Tagen ein und hält in der Regel sechs bis zwölf Monate an. Dann lässt die Wirkung nach, weil Botox wieder abgebaut wird und es zu einem Aussprießen von neuen Nervenendigungen kommt. Die Anwendung kann jedoch beliebig oft wiederholt werden. Nur eine kleine Anzahl an Patients zeigt bei wiederholten Injektionen einen abnehmenden Effekt. Die Risiken bestehen in einer Nachblutung oder einer Entzündung durch die vielen Injektionsstellen sowie einer vermehrten Restharnbildung.

Kein Pipifax: Harnwegsinfekte

Eine Harnwegsinfektion ist schmerzhaft. Scherzhaft könnte man es mit den Worten einer Patientin sagen: »So eine Blasenentzündung kann einem den ganzen Tag urinieren.« Sie meinte natürlich: ruinieren – und zum Scherzen war ihr bestimmt nicht zumute. Das Brennen und Schmerzen beim Wasserlassen kennen viele Frauen nur zu gut. Hinzu kommen ein ständiger Harndrang mit kleinen Urinportionen, dumpfe Unterbauchschmerzen, eine trübe Verfärbung des Urins. Manchmal bemerkt man eine Infektion alleine am Geruch des Urins. Es widerspricht schließlich jedem menschlichen Ur-Instinkt, wenn der Urin stinkt. Bei jeder fünften Frau tritt sogar Blut im Urin auf. Da schon geringe Blutbeimengungen eine kräftige Rotfärbung bewirken können, ist das für Betroffene zunächst ein beunruhigendes Symptom. Es sagt aber nicht zwingend etwas über die Stärke der Entzündung aus. Häufig klingen die Symptome auch ohne Therapie nach wenigen Tagen ab. Die Spontanheilungsrate einer akuten unkomplizierten Blasenentzündung liegt nach einer Woche immerhin bei 30–50 %.

Der medizinische Begriff lautet übrigens Zystitis. Jede zweite Frau ist irgendwann im Laufe ihres Lebens davon betroffen, und jede zehnte Frau bekommt sogar mindestens einmal im Jahr eine Blasenentzündung. Bei mehr als zwei Infektionen im Halbjahr oder mehr als drei Infektionen pro Jahr spricht man von einer chronisch wiederkehrenden Harnwegsinfektion (bis zu 5 % aller Frauen).

Bei einer Blasenentzündung ist die Schleimhaut und manchmal auch tiefere Schichten der Blasenwand entzündet. In den meisten Fällen sind bakterielle Infektionen der Auslöser. Wenn im Harntrakt keine anatomischen Besonderheiten vorliegen und die Betroffene keine Nierenfunktionsstörungen oder relevante Begleiterkrankungen hat, wird eine solche Harnwegsinfektion bei Frauen als »unkompliziert« eingestuft. Blasenentzündungen gehen in der Regel nicht mit Fieber einher, da die Blase ein Hohlorgan und nicht wie beispielsweise die Prostata ein Geweborgan ist. Wenn der obere Harntrakt – insbesondere das Nierenbecken – mit entzündet ist, spricht man hingegen von einer komplizierten Harnwegsinfektion. Dann können zusätzlich Fieber, Schüttelfrost und Flankenschmerzen auftreten. Dies betrifft vor allem Menschen, die Funktionsstörungen oder angeborene Fehlbildungen im Harntrakt haben (zum Beispiel eine Hufeisenniere oder Doppelniere). Patienten mit Vorerkrankungen wie einer Immunschwäche oder einer Zuckerkrankheit sind besonders gefährdet.

Die weibliche Blasenentzündung ist also eine Art Volkskrankheit. Warum ist das so? Ganz einfach: Die Harnröhre der Frau ist deutlich kürzer als die männliche, was das Eindringen von Keimen begünstigt. Vier von fünf Blasenentzündungen werden durch das Bakterium Escherichia coli (kurz E. coli) ausgelöst. E. coli ist ein normaler Bewohner der menschlichen Darmflora, hat aber in der Harnblase nichts zu suchen. Beispielsweise durch falsches Abputzen von hinten nach vorne nach dem Stuhlgang können die Bakterien aus dem Bereich des Afters in die Nähe der Vagina und der Harnröhrenmündung gelangen. Allerdings kursieren bei kaum einer anderen Erkrankung so viele Gerüchte und Unwahrheiten über mögliche Entstehungsursachen. Dem bekannten Spruch »Das habe ich mir auf einer schmutzigen Toilette geholt« kann man zumindest keine plausible Erklärung zugrunde legen. Schließlich rutscht man nicht mit dem Genitalbereich über die verschmutzte Klobrille. Zudem sind mir auch keine springenden Bakterien auf dreckigen Toiletten bekannt. Grundsätzlich gilt vielmehr: Was Anzahl und Art der anzutreffenden Keime betrifft, so sind die heimische Küchenspüle oder jede Computertastatur wesentlich bedenklicher. Und wenn ein solcher Zusammenhang vermutet wird, dann eher durch den empfundenen Ekel selbst (vergleichbar mit der Entstehung eines Lippenherpes) oder durch die verkrampfte Haltung beim Wasserlassen, die eine koordinierte Entleerung behindert. Oder man möchte sich danach besonders gründlich reinigen und bewirkt damit das Gegenteil: Übertriebene Intimhygiene zerstört ebenfalls die Vaginalflora!

Bei der nächsten Aussage wird es jedoch so richtig interessant: »Ich habe doch keinen Mann und keinen Hund, wie kann ich dann an eine Blasenentzündung kommen?« Nun gut, den Mann kann man unter Umständen als Infektionsquelle durchgehen lassen. Aber wie ist das mit dem Hund!? Dazu fällt mir eigentlich nur das Lied der Band »Die Ärzte« über Claudia und ihren Schäferhund ein … Bei den weiteren Überlegungen muss der Hund jetzt mal draußen bleiben. Der Mann bleibt dagegen drin. Denn die Hauptrisikogruppen für Harnwegsinfektionen sind vor allem junge geschlechtsaktive Frauen sowie Frauen nach den Wechseljahren.

Eine Harnwegsinfektion bei sexuell sehr aktiven Frauen hat daher auch einen eigenen Namen: »Honeymoon-Zystitis«. Wörtlich übersetzt: Blasenentzündung der Flitterwochen. Vermutlich werden die Escherichia-coli-Bakterien dabei richtiggehend in die Harnröhre einmassiert. Manche Frauen berichten, besonders nach dem Geschlechtsverkehr in einer bestimmten Stellung häufiger betroffen zu sein. Durch Wasserlassen direkt nach dem Geschlechtsverkehr

»Die Blase hab ich mir aus Mallorca mitgebracht.«

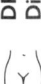

können eingedrungene Bakterien oft wieder ausgespült werden. Übrigens ist die Partnerin oder der Partner nicht als eigentliche Infektionsquelle anzusehen, sondern das Eindringen der Scheidenbakterien in die Blase geschieht aufgrund der mechanischen Reizung beim Verkehr. Eine Partnertherapie sollte daher nur erfolgen, wenn diese/r auch Symptome hat oder eine spezifische Geschlechtskrankheit nachgewiesen wurde.

Viele Verhütungsmethoden wie Spermizide, Diaphragmen oder eine »Spirale« gehen ebenfalls mit erhöhten Harnwegsinfektionsraten einher, da sie die lokalen Abwehrmechanismen gegen Bakterien stören. Die Einnahme von Ovulationshemmern (also »der Pille«) verursacht bei jeder vierten jungen Frau einen lokalen Östrogenmangel der Scheide.

Was uns zu den älteren Damen nach den Wechseljahren führt: Die gesunde Scheidenflora besteht zu 95 % aus Milchsäurebakterien (Laktobazillen), die für den notwendigen sauren pH-Wert zwischen 3,8 und 4,4 sorgen. Diese Bakterien wiederum benötigen zum Überleben Glykogen, was nur bei einem ausreichend hohen Östrogenspiegel von der Scheidenschleimhaut gebildet werden kann. Nach den Wechseljahren entsteht ein Hormonmangel durch eine deutlich verminderte Östrogenproduktion. Daraus resultieren eine reduzierte Gewebefestigkeit und insgesamt eine deutlich schlechtere Abwehrsituation gegen Eindringlinge. Wenn beispielsweise bei Frauen nach einer Brustkrebsbehandlung Östrogene blockiert werden, resultiert statistisch ein 14-fach erhöhtes Risiko für Blasenentzündungen.

Der Klassiker ist sicherlich die Blasenentzündung durch Kälte. Kälteanfälligkeit ist generell weit verbreitet. Es kann zum Beispiel durch Sitzen auf einem kalten Untergrund oder das zu lange Tragen eines nassen Badeanzugs oder der durchgeschwitzten Kleidung nach dem Sport zu einer Unterkühlung kommen. Manchmal genügen auch schon kalte Füße.

Der zugrunde liegende Mechanismus geht so: Die Kälte führt zu einer reflektorischen Verengung der Blutgefäße und somit zu einer Minderdurchblutung der Blasenschleimhaut,

»Ich hatte kalte Füße, aber am ganzen Körper.«

was wiederum die Abwehrkräfte in der Blase schwächt. Zum Glück werden auch Gründe wie Nässe und Kälte im Alltag durch Patientenaussagen untermauert. »Wenn ich in der Küche sitze und der Kühlschrank geht auf, dann bin ich schon erkältet.« Auch der umgekehrte Fall ist beschrieben, nämlich zu viel Wärme und Nässe. Ausgedehnte Wellnessbäder können bei Frauen die sogenannte »Schaumbad-Zystitis« auslösen.

Für alle entzündlichen Krankheiten, nicht nur der Blase, gilt: Ob ein Mensch eine hohe oder eher niedrige Infektionsanfälligkeit besitzt, hängt immer auch mit der Frage zusammen, wie stark oder schwach sein Immunsystem gerade ist. Neben den oben genannten nachvollziehbaren Gründen wie Kälte und Nässe können auch andere Krankheiten, die die Körperabwehr stark beschäftigen, dazu führen, dass die Blasenbakterien freie Bahn haben.

Dies sind insbesondere Stoffwechselerkrankungen wie Zucker (Diabetes mellitus) oder Gicht (Hyperurikämie). Auch Übergewicht mit einem Body-Mass-Index (BMI) von über 30 führt zu einem 2,5- bis 5-fach höheren Risiko. HIV, Tumorerkrankungen unter Chemotherapie oder Strahlentherapie, eine langzeitige Medikation mit Kortikosteroiden und chronische Darmentzündungen wie Colitis ulcerosa oder Morbus Crohn schwächen das Immunsystem und erhöhen somit die Infektanfälligkeit.

»Meine Blase ist nicht entzündet, aber ich habe eine Inflammation.«

Bei einem Verdacht auf Blasenentzündung stehen folgende Diagnosemethoden zur Verfügung: Die rein optische

Betrachtung des Harns durch den »Meteurologen« ergibt gelegentlich den Befund »eiter bis flockig«. Der Urin ist dann schnell mit einem Teststreifen und unter dem Mikroskop untersucht. Im Zweifelsfall wird eine Bakterienkultur angezüchtet, um wirksame Antibiotika auszutesten. Manche Patienten messen der Urindiagnostik jedoch einen deutlich zu hohen Stellenwert bei: »Kann man mit dem Urin denn auch wirklich alle Krankheiten ausschließen, Herr Doktor?« Eine Blasenspiegelung ist eher die Ausnahme unter den Diagnosemethoden. Sie bleibt den wirklich hartnäckig wiederkehrenden Fällen vorbehalten, ist dann aber unabdingbar, um eine Ursache zu finden. Nur wer gegen den Strom schwimmt, kommt schließlich an die Quelle.

Das Ende dieses Kapitels gehört den möglichen Therapieformen. Was kann die Medizin gegen eine Blasenentzündung tun, und was können Sie selbst tun? Allein durch gezielte Schulungsmaßnahmen und Verhaltensanweisungen kann die Infektionsrate um sagenhafte 80 % gesenkt werden. Dabei darf man das Immunsystem ruhig ein wenig fordern. Schon Cäsar soll sich gegen Kränklichkeit mit »ungeheuren Märschen, einfacher Lebensweise, ununterbrochenem Aufenthalt im Freien und Strapazen« gestärkt haben. Sie können es aber auch zum Beispiel wie diese Patientin machen, die zu mir meinte: »Ich esse abends 'nen Apfel, und der versorgt alles.« Also getreu dem Motto: »An apple a day keeps the doctor away.« Ein Apfel ist sicher gut, aber nicht das einzige Mittel, und schon gar nicht gegen alles. In unserem speziellen Fall soll das Apfel-Beispiel jedoch zeigen, dass es auch mit einfachen Mitteln möglich ist, dem Körper zu helfen. Man muss ja nicht immer sofort zum Pharma-Hammer greifen. Und was die entzündete Blase betrifft, gilt diese Therapie-Weisheit im Besonderen: eine hohe Trinkmenge, Nieren- und Blasentee, Milchprodukte mit probiotischen Bakterien, Fruchtsäfte aus Beerenobst, pflanzliche Wirkstoffe wie Goldrutenkraut und Birkenblätter, Immunstimulanzien, harnansäuernde Mittel und, und, und. Da gibt es viele Alternativen. Wer seine Blasenentzündung in den Griff bekommt, ohne sich mit Arzneien zu kasteien, kann sich glücklich schätzen, denn auf diese Weise lässt sich die Gabe eines Antibiotikums vermeiden. Außerdem klingen Inhaltstoffe wie Liebstöckelwurzel und Tausendgüldenkraut naturgemäß schon viel harmloser als beispielsweise Trimethoprim-Sulfamethoxazol. Auch wir Schulmediziner haben das inzwischen begreifen müssen. Trotzdem ist gerade bei wiederholten Infektionen eine Langzeit-Prophylaxe mit einem schwachen abendlichen Antibiotikum über drei bis sechs Monate oder eine Einmaleinnahme nach dem Geschlechtsverkehr extrem effektiv und kann die Infektionshäufigkeit stark reduzieren.

Bei Frauen nach den Wechseljahren kann die Gabe von östrogenhaltigen Vaginalzäpfchen die Häufigkeit von Blasenentzündungen nachgewiesenermaßen verringern. Die Anwendung erfolgt durch die abendliche Gabe eines Zäpfchens mit 0,5 mg Estriol in die Scheide zwei- bis dreimal pro Woche. Viele Frauen haben eine große Angst vor »Hormonen«. Das ist in diesem Fall unbegründet, da nur eine ganz geringe Aufnahme des Wirkstoffs in den Blutkreislauf erfolgt. Allerdings dürfen Frauen nach einer Brustkrebserkrankung in der Regel keine vaginalen Östrogene erhalten. Für sie gibt es östrogenfreie Zäpfchen und Cremes zur Anfeuchtung. Eine Wirkung zur Vorbeugung von Harnwegsinfekten ist hier aber nicht bewiesen. Jede fünfte Frau berichtet über Probleme mit den Östrogenzäpfchen, insbesondere über ein Brennen in der Scheide in der Anfangsphase der Therapie. Dies kann man durch die »Rückkehr der Blutversorgung«, ähnlich wie bei einem Sonnenbrand, erklären. Diese »Nebenwirkung« ist also eher als gutes Zeichen zu werten.

Und wie sich in Einzelfällen zeigte, birgt auch die Einführung von Zäpfchen Tücken. So meinte eine Patientin zu mir: »Ich komm nicht an die Scheide ran, mein Arm ist ja kürzer geworden.« Ehrlicherweise hatte ich den Eindruck, dass der übrige Körper etwas an Volumen zugenommen hatte (sorry!).

Kommen wir noch zur Prophylaxe: Durch eine hohe Trinkmenge können Bakterien und Reizstoffe ausgeschwemmt werden. Wer seine Trinkmenge um 1,5 Liter erhöht, halbiert sein Risiko für wiederkehrende Blasenentzündungen. So banal es klingen mag, aber es mussten zuerst Studien durchgeführt werden, um diesen Zusammenhang zu beweisen. Wenn Sie keine Herzerkrankung haben, sollten Sie mindestens 2,5 Liter Flüssigkeit trinken, sodass etwa 1,5 bis 2 Liter Harn pro Tag ausgeschieden werden. Empfohlen werden im Allgemeinen Wasser, ungesüßte Getränke, Fruchtsäfte aus Beeren sowie probiotische Milchprodukte. Eingeschränkt werden sollte der Konsum von Kaffee, Alkohol und Zitrussäften. Stark zuckerhaltige Getränke wie Limonaden und Eistee sind nicht zu empfehlen, da erhöhte Zuckerspiegel im Urin das Bakterienwachstum fördern können.

Viele Frauen haben Erfahrung mit Blasenentzündungen, sie kennen die ersten Symptome gut und wissen, wann welche Maßnahmen ergriffen werden müssen. Insbesondere falls die Symptome nachts, am Wochenende oder im Urlaub auftreten, spricht nichts dagegen, mit einer bewährten Therapie schon zu beginnen und nicht erst auf einen Arzttermin zu warten. Frei verkäufliche Urin-Teststreifen bieten eine erste Orientierung, ob es sich wirklich um eine Blasenentzündung handelt. Generell kann versucht werden, zuerst die nicht-antibiotischen Möglichkeiten auszuschöpfen. Das entzündungshemmende Schmerzmittel Ibuprofen hilft bei zwei Dritteln der Betroffenen, die Symptome innerhalb einer Woche zu beseitigen. Die empfohlene Dosierung von Ibuprofen liegt zwischen 1200 und 2400 mg pro Tag. Nachteile sind, dass die Symptome weniger schnell verschwinden als mit einem Antibiotikum und dass ein etwas höheres Risiko besteht, dass die Infektion in die Nieren aufsteigt.

Pflanzlichen Präparaten, sogenannten Phytotherapeutika, wird neben der durchspülenden Wirkung auch ein entzündungshemmender Effekt zugeschrieben. Folgende Pflanzenstoffe kommen in der Akuttherapie häufig zum Einsatz: Die beste Datenlage mit einer Heilungsrate bis 80 % existiert für die Kombination von Tausendgüldenkraut, Liebstöckelwurzel und Rosmarinblättern. Die gängigen Blasen- und Nierentees enthalten meist Birken- und Brennnesselblätter. Andere häufig enthaltene Pflanzenstoffe sind Goldrutenkraut, Orthosiphonblätter, Pfefferminzblätter, chinesische Kräuter, Gartenbohnenhülsen, Hauhechelwurzel, Petersilienkraut und -wurzel, Queckenwurzelstock, Wacholderbeeren …

Anmerkung: In einer Untersuchung des Verbrauchermagazins *Öko-Test* bekamen viele Blasen- und Nierentees schlechte Noten, weil sie auffallend hoch mit Pflanzengiften belastet waren.

Vielen Frauen helfen eine Wärmflasche oder warme Sitzbäder gut gegen die Schmerzen, denn Wärme entspannt die Blase und den Beckenboden. Zu intensiv und über einen zu langen Zeitraum sollten Sie die Applikation allerdings nicht betreiben, Sie könnten die Bakterien »bebrüten«.

Antibiotika wirken bei den allermeisten Harnwegsinfektionen schnell und effektiv. Ob und wann man sich für den Beginn einer Therapie entscheidet, ist abhängig von den Beschwerden und dem Patientenwunsch. Dabei müssen einige Spielregeln und Einschränkungen beachtet werden. Da die Austestung der Bakterien in einer Urinkultur und die Bestimmung der wirksamen Antibiotika zwei Tage Zeit beansprucht, erfolgt die Therapie zu Beginn immer ungezielt anhand der wahrscheinlichsten Erreger. Um das Risiko einer Resistenzentwicklung so gering wie möglich zu halten, erfolgt die Antibiose bevorzugt als Einmalgabe oder als Kurzzeittherapie über ein bis drei Tage. Ein weiteres Argument für die Kurzzeittherapie: Nach einer herkömmlichen Therapie über fünf bis sieben oder sogar zehn Tage bekommt jede fünfte Frau einen Vaginalpilz, weil die Bakterien der Scheidenflora auch abgetötet werden und die Pilze überwuchern. Oft muss man nach einer Antibiotikatherapie die Scheidenflora mit Milchsäurebakterien wieder aufbauen.

Bei chronisch-rezidivierenden Blasenentzündungen wird manchmal die dauerhafte Gabe von Antibiotika in niedriger Dosis empfohlen. Eine solche Langzeitantibiose senkt die Infekthäufigkeit um 50 %. Das Präparat Nitrofurantoin beispielsweise wirkt nur im Urin und nicht im Gewebe und zeigt dabei wenig Resistenzen. Falls regelmäßig ein Zusammenhang der Beschwerden mit dem Geschlechtsverkehr besteht, kann auch eine Einmalgabe bei Bedarf nach dem Sex erfolgen. Dies kann jedoch die Wirksamkeit der Empfängnisverhütung durch die Pille beeinflussen.

»Nach den Tabletten wurde es bei mir rapide normal.«

Generell sollte man mit Antibiotika zurückhaltend sein. Das hat zwei Gründe. Erstens: Antibiotika hemmen nicht nur das Wachstum krank machender Bakterien, sie können auch viele nützliche Bakterien im Körper beispielsweise im Darm oder in der Scheide angreifen. Wir Menschen tragen sie auf und in unserem Körper. Bis zu drei Kilogramm meist sehr nützlicher Keime (gute Bakterien) schleppen wir mit uns herum.

Und zweitens können Bakterien sich mit der Zeit so verändern, dass Antibiotika nicht mehr gut wirken. Solche resistenten Bakterien können die Antibiotikagabe dann überleben und sich weiter vermehren und ausbreiten. Dadurch ist die Wirksamkeit vieler Antibiotika in den letzten Jahren zurückgegangen.

Mittel wie Cranberry und D-Mannose sollen die Anheftung der Bakterien an der Blasenwand verhindern. Der Wirkstoff

Proanthocyanidin (PAC) im Cranberry-Saft (Moosbeere) blockiert die Bindungsstellen der Coli-Bakterien. Die Wirkung ist am besten bei Frauen im mittleren Alter zwischen 35 und 55 Jahren. Die empfohlene Trinkmenge des Saftes beträgt mindestens 300 ml täglich, was 36 mg PAC entspricht. Es gibt auch andere Cranberry-Zubereitungsformen wie Granulat oder Kapseln.

Der Zucker D-Mannose vermindert ebenfalls die Anheftung der Bakterien an der Blasenschleimhaut und schwemmt sie so aus. Die Angst vor einer Gewichtszunahme oder einer Zuckerkrankheit ist nicht begründet, da diese Art von Zucker kaum verstoffwechselt wird. Die Dosierung ist 2 g täglich, aufgelöst in 200 ml Wasser.

Man kann gegen bestimmte Bakterienarten wie die eingangs genannten E.-coli-Keime sogar impfen. Hierzu gibt es eine Schluckimpfung über drei Monate oder drei Spritzen im Wochenabstand. Impfverfahren (oder besser Immunprophylaktika) bieten so die Möglichkeit, das Immunsystem gegen die häufigsten Harnwegsbakterien zu stärken. Die Schluckimpfung mit dem Namen Uro-Vaxom® enthält Zellwandbestandteile von 18 verschiedenen Stämmen der E.-coli-Bakterien, die ja bekanntlich 80 % aller Blasenentzündungen verursachen. Die Häufigkeit wiederkehrender Blasenentzündungen kann damit um 40 % gesenkt werden. Zur Grundimmunisierung nimmt man täglich eine Kapsel über einen Zeitraum von drei Monaten. Zur Auffrischung wird drei Monate nach abgeschlossener Grundimmunisierung täglich eine Kapsel über jeweils zehn Tage während drei aufeinanderfolgender Monate eingenommen. Die Kosten liegen bei etwa 1 Euro pro Kapsel.

Alternativ gibt es noch eine Schutzimpfung mit einer Mischung verschiedener inaktivierter Bakterienstämme,

»Für meine Blase nehme ich Gerry-Berry.«

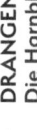

die über drei Injektionen in den Muskel im Abstand von 1–2 Wochen gegeben wird (StroVac®). Eine Auffrischung wird hier nach einem Jahr empfohlen. Die Erfolgsraten sind ähnlich wie bei der Schluckimpfung. Auch hier werden die entstehenden Kosten von etwa 110 Euro für drei Spritzen nicht von der gesetzlichen Krankenkasse übernommen.

Dichtung und Wahrheit:
Belastungsinkontinenz, Senkung und Hormonmangel

Den Evolutionstheoretikern unter den Lesern und Leserinnen sage ich vorweg: Diese Form der Harninkontinenz ist eine ziemlich blöde Folge der Menschwerdung. Was damals geschah? Vor rund fünf Millionen Jahren kamen unsere Vorfahren auf die Idee, fortan statt auf allen vieren nur noch auf zwei Beinen durchs Leben zu schreiten. Aus Sicht der Blase keine gute Idee. Lagen die Harnorgane vorher noch sicher geschützt in der Bauchhöhle, waren sie ab diesem Zeitpunkt hoffnungslos der Schwerkraft ausgesetzt. Eine Entwicklung, die sich vor allem für Frauen als nachteilig erweisen sollte. Betrachtet man einmal den Aufbau des weiblichen Beckenbodens, erkennt man, dass diese Konstruktion vor einer physikalisch kaum lösbaren Aufgabe steht. Beim Beckenboden der Frau handelt es sich nämlich lediglich um eine Muskelplatte, die vorne den Urin und hinten den Stuhl halten soll, im Bedarfsfall aber auch durchlassen muss. Außerdem soll in der Mitte gelegentlich ein erigierter Penis aufgenommen und womöglich mehrfach im Leben ein Kind mit einem Kopfdurchmesser von etwa zehn Zentimetern entbunden werden können. Dieses aktuell recht bescheiden wirkende Konstrukt erscheint mir etwa so zukunftsweisend wie ein Sprungtuch der Feuerwehr mit zwei kleinen Löchern und einem großen Loch. Hier wage ich die Prognose, dass sich die Evolution in den kommenden fünf Millionen Jahren etwas deutlich Besseres einfallen lassen muss. Und damit meine ich nicht die

»Fledermaus-Lösung« nach dem Prinzip der umgekehrten Schwerkraft.

Das Ergebnis sehen wir heute: Belastungsinkontinenz, also der Urinverlust bei körperlicher Anstrengung, ist die häufigste Form der Harninkontinenz bei Frauen. Etwa die Hälfte der geschätzten sieben Millionen von Inkontinenz betroffenen Frauen in Deutschland leiden an einer Belastungsinkontinenz. Wir erinnern uns: Ein weiteres Drittel der inkontinenten Frauen hat eine reine Dranginkontinenz.

Obwohl es Mischformen gibt, sind die beiden Beschwerdebilder der Belastungs- und der Dranginkontinenz medizinisch strikt voneinander zu trennen. Und aufgrund der unterschiedlichen Ursachen ergeben sich auch vollkommen andere Therapieansätze.

Früher sprach man irreführenderweise von Stressinkontinenz, sie hat aber mit Stress im psychischen Sinne nichts zu tun. Bei einer Belastungsinkontinenz löst ein erhöhter Bauchinnendruck den tröpfchenweisen Harnverlust aus. Zu den Ursachen der Druckerhöhung zählen Heben, Tragen, Treppensteigen, Lachen, Husten, Niesen, Geschlechtsverkehr, eventuell verstärkt durch zu hohes körperliches Eigengewicht. In den genannten Situationen übersteigt der Druck im Bauchraum durch die körperliche Belastung den Verschlussdruck, den das Schließmuskelsystem aufbauen kann. Der Urinverlust in einer solchen Belastungssituation kann dann tropfenweise oder sogar schwallartig sein. Ein Harndrang wie bei der Dranginkontinenz ist damit nicht verbunden. Die Belastungsinkontinenz kann bei Frauen als Folge mehrfacher Spontangeburten, die zu einer Überdehnung und Erschlaffung von Haltebändern und Beckenboden führen können, auftreten. Auch eine Senkung der Organe des Beckens kann für eine Belastungsinkontinenz verantwortlich sein.

Die Gründe, warum man anfällig für eine Belastungsinkontinenz wird, können in zwei Gruppen eingeteilt werden. Zur

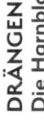

ersten Gruppe gehören jene Faktoren, die den Beckenboden direkt schädigen oder langfristig schwächen. Das sind neben den normalen Alterungsprozessen und einer möglichen Veranlagung zu schwachem Bindegewebe vor allem Schwangerschaften und vaginale Geburten.

»Ich habe vier Kinder geboren, alles Breitformate.«

Viele Frauen leiden nach einer Spontangeburt an Belastungsinkontinenz, die sich mit unterstützender Rückbildungsgymnastik innerhalb von wenigen Monaten wieder vollständig bessert. Aber jede fünfte Frau hat längerfristig Probleme, den Urin zu halten. Auch Operationen im kleinen Becken, wie beispielsweise die Entfernung der Gebärmutter, können die Druckverhältnisse, die auf den Beckenboden wirken, ungünstig beeinflussen.

Mit oder ohne Operation können Senkungszustände entstehen, bei denen die Beckenorgane und das Scheidengewölbe sich nach unten in Richtung Damm vorwölben. Oft wird der Schließmuskelapparat durch die einwirkenden Zugkräfte richtiggehend geöffnet. Ein weiterer wichtiger Punkt: Durch die Hormonumstellung in den Wechseljahren kommt es zu einer verminderten Durchblutung der Muskulatur des Schließmuskels und der Schleimhaut in der Harnröhre. Dadurch geht eine zusätzliche »Aufpolsterung« verloren. Eine Patientin war der Ansicht, dass der Begriff »Wechseljahre« eben jene Lebensphase beschreiben würde, in der man besonders oft die Vorlagen wechseln müsse. Vom Denkansatz her eigentlich korrekt, oder?

»Ich hatte eine OP, und da hat man mir die ganzen Möbel untenrum ausgeräumt.«

Die zweite Gruppe an Risiken umfasst jene Faktoren, die die Druckbelastung auf den Schließmuskel von oben situativ oder dauerhaft erhöhen. Dazu gehören vor allem Übergewicht und körperliche Arbeit mit Heben schwerer Lasten. Auch ständiger Husten, wie er bei Rauchern oder bei chronisch-obstruktiver Lungenkrankheit (COPD) auftritt, sowie chronische Verstopfung führen dazu, dass der Beckenboden ständig »Druck von oben« bekommt.

Die Empfehlungen zu einer Verhaltensänderung ergeben sich ganz logischerweise aus der Liste der Risikofaktoren. Ratsam ist vor allen Dingen eine Regulation des Körpergewichts. Schon eine Gewichtsreduktion um 5 % hat einen nachgewiesenen positiven Effekt. Das häufige Heben schwerer Lasten sollte vermieden werden. Und wenn man doch mal etwas heben muss, dann richtig, indem man sich nahe an das zu hebende Objekt heranstellt, sich dann mit geradem Rücken bückt und beim Anheben ausatmet und den Beckenboden anspannt. Auf Nikotin sollte komplett verzichtet, und chronischer Husten muss abgeklärt und behandelt werden. Wie beim Husten sollte man auch beim Niesen aufrecht stehen bleiben, den Beckenboden anspannen und über die Schulter nach hinten niesen. Leichte Bewegungen ohne große Druckerhöhung im Bauchraum sind hingegen gut für den Beckenboden, weil sie ihn impulsartig stimulieren. Sportarten wie Walking, Radfahren, Joggen oder Yoga helfen so, die Muskeln des Beckenbodens vorbeugend zu stärken.

So wie bei wiederholten Blasenentzündungen und bei der Reizblase ist die lokale Hormontherapie mit östrogenhaltigen Scheidenzäpfchen oder -cremes für die Therapie einer Belastungsinkontinenz sehr sinnvoll, vor allem für alle Frauen nach den Wechseljahren und in Kombination mit einem Beckenbodentraining.

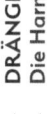

Wirkmechanismen der Beckenbodengymnastik

- Kräftigung der Beckenbodenmuskulatur
- verbesserte Durchblutung und damit Aufpolsterung und Abdichtung der Harnröhrenschleimhaut
- verbesserte Nervenversorgung und damit der Reflexaktivität der Muskulatur

Besonders hilfreich ist Beckenbodengymnastik, die man gezielt erlernen muss und dann, so wie Zähneputzen und Haarekämmen, dauerhaft fortführen sollte. Bekannt ist auch die Rückbildungsgymnastik nach Geburten, die verhindern soll, dass nach einem möglichen Dammriss später noch andere Dämme brechen. Dieses Training kann mitunter mühsam sein, was folgende Patientin zu der Aussage verleitete: »Die Beckenbodengymnastik ist ja eine echte Syphilisarbeit.« Die Dame meinte natürlich Sisyphus, der ja bekanntlich wieder und wieder mühsam den Stein auf den Berg gerollt hat. Noch besser als die Physiotherapie sollen bei älteren Damen, laut einer kanadischen Studie, spezielle Tanzübungen vor einer Spielekonsole wirken.

Beckenbodentraining ist bei gering- bis mittelgradiger Belastungsinkontinenz bei über der Hälfte der Patientinnen sehr wirksam. Voraussetzung ist, dass es korrekt, regelmäßig und langfristig durchgeführt wird. Daher wird in der Anfangsphase eine professionelle Anleitung durch einen spezialisierten Physiotherapeuten empfohlen. Erste merkliche Erfolge zeigen sich (wie bei jedem Training) meist nach circa drei Monaten. Bevor Sie mit den Übungen anfangen können, müssen Sie Ihren Beckenboden erst einmal kennenlernen. Der Afterschließmuskel beispielsweise wird angesprochen durch die Vorstellung, einen »Pups« einzuhalten. Das Praktische beim Beckenbodentraining ist, dass es problemlos in den Alltag integriert werden kann.

Die sogenannten Vaginalkonen könnte man als »Hanteln für den Beckenboden« bezeichnen. Es handelt sich dabei um kleine kegelförmige Gewichte mit Rückholfaden, die wie ein Tampon in der Scheide getragen werden. Nach Einführen des Gewichts wird automatisch der Beckenboden angespannt, um ein Herausrutschen zu verhindern. Die Anwendung sollte zweimal täglich für 10–15 Minuten durchgeführt werden. Wie im Fitnessstudio gibt es je nach Trainingszustand unterschiedlich schwere Konen, und das Gewicht kann im Laufe der Trainingsmonate stetig gesteigert werden. Es gibt sogar Modelle, bei denen eine zusätzliche Elektrostimulation integriert ist.

»Machen Sie noch die Gymnastik?«

»Ja, zu mir kommt ein Physiker nach Hause.«

Zudem steht ein Medikament mit dem Wirkstoff Duloxetin zur Verfügung. Es handelt sich dabei um einen sogenannten Serotonin-Noradrenalin-Wiederaufnahme-Hemmer, der die Konzentration dieser Botenstoffe an den Nervenenden erhöht. Dadurch wird die Aktivität des Nervus pudendus, der den Beckenboden versorgt, erhöht und die Kraft des äußeren Harnröhren-Schließmuskels verbessert. Die Zulassungsstudien zeigten Halbierung der Inkontinenzepisoden und eine Verbesserung der Lebensqualität. Die Belastungsinkontinenz wird damit jedoch nicht geheilt. Das Medikament muss bei Wirksamkeit dauerhaft eingenommen werden. Die häufigste Nebenwirkung ist Übelkeit, die fast bei jeder vierten Patientin auftritt. Duloxetin muss daher einschleichend mit einer langsamen Steigerung bis zur Maximaldosis von 2 x 40 mg genommen werden.

Das Prinzip mechanischer Hilfsmittel, die in die Scheide eingeführt werden, ist die Unterstützung des Blasenhalses und Schließmuskels von der Scheide aus. Oft werden diese Hilfsmittel bei Senkungszuständen des Beckenbodens eingesetzt, wenn die Patientin eine Korrekturoperation nicht möchte oder dafür nicht geeignet ist. Im medizinischen Sprachgebrauch werden solche Vorrichtungen als Pessare bezeichnet. Es stehen unterschiedliche Ausführungen als Ring, Schale oder Würfel zur Verfügung. Einige Modelle können von der Patientin selbst gewechselt werden, andere müssen alle sechs bis acht Wochen von der Ärztin/dem Arzt erneuert werden. Frauen nach den Wechseljahren sollten das Pessar regelmäßig mit östrogenhaltigen Cremes bestreichen oder zusätzlich Scheidenzäpfchen verwenden, um die Bildung von Druckgeschwüren zu vermeiden.

Es gibt eine Operation, die als spannungsfreies Vaginalband (Tension-free Vaginal Tape, TVT) oder umgangssprachlich kurz als »Schlinge« bezeichnet wird. Dieses Kunststoffband wird locker, ähnlich einer Hängematte, unter den Schließmuskelapparat gelegt, damit sich die Harnröhre bei körperlicher Belastung dort abstützen kann. Sie können sich das wie den Sicherheitsgurt beim Autofahren vorstellen. Im Ruhezustand liegt er locker an, beim Bremsmanöver verhindert er den Anprall. Weil bei diesen Verfahren mit sehr kleinen Schnitten operiert wird, nennt man solche Operationen auch minimalinvasiv. Es ist nur ein kurzer Krankenhausaufenthalt notwendig. Die langfristigen Erfolgschancen solcher Operationen liegen bei geeigneter Patientenauswahl bei 75 %. Die möglichen Nebenwirkungen sind wie bei jeder Implantation eines Fremdkörpers Vernarbungen, Schmerzen und eine Infektion.

Ein vielversprechendes Verfahren scheint die Lasertherapie der Scheide über eine Sonde zu sein, bei der es durch die Laserenergie einerseits zu einer Schrumpfung überdehnter Gewebe und andererseits zur Bildung neuer Kollagenfasern kommen soll.

Der eine oder die andere wird sich nach diesem Vortrag vielleicht fragen, warum ich ausgerechnet einem Hohlkörper wie der Blase so viele Seiten widme, warum ich so ausführlich über ein Organ spreche, das im Alter auch noch schwächelt und zu Inkontinenz neigt. Der Grund ist einfach: In der Öffentlichkeit wird über die inkontinente Harnblase so gut wie gar nicht gesprochen. Betroffenen ist ihre Harninkontinenz dermaßen peinlich, dass sie lieber darüber schweigen. Es dringt im wahrsten Sinne nichts nach außen. Nur Pipi. Man redet einfach nicht darüber. Es wird jeder Versuch unternommen, nicht diese stigmatisierende Diagnose zu erhalten: »Ich verliere zwar Urin, aber ich bin doch jetzt nicht etwa inkontinent, oder?« Leider werden wir Urologen es trotz aller verfügbaren Therapiemöglichkeiten nie schaffen, den gesamten Kontinent kontinent zu machen.

»Sie sind ja jetzt Autor – und ich wäre gerne dichter!«

Doch wenn nichts von alledem mehr hilft, dann helfen ja immer noch Vorlagen. Übrigens: Kaum eine Patientin und auch kaum ein Patient weiß, dass Vorlagen auch von der Krankenkasse bezahlt werden, was zu abenteuerlichen Sparmaßnahmen führen kann: »Die Vorlagen sind so teuer geworden, die muss ich jetzt auf der Heizung trocknen.« In letzter Konsequenz kann man natürlich auch ganz darauf verzichten: »Nein, ich benötige keine Vorlagen, denn ich trage einen weiten Rock und habe Linoleum-Fußboden.« Kaum zu fassen!

Und wenn auch die Vorlagen es nicht mehr fassen können, was dann? Ja, dann kommt bei hohem Leidensdruck oder pflegerischen Problemen das Instrument des »Grauens« zum Einsatz: Als letztes Mittel oder Ultima Ratio, wie wir Mediziner zu sagen pflegen – der gefürchtete Blasenkatheter. Wer sich jetzt im doppelten Sinne betroffen fühlt und immer noch zögert, dem sei gesagt: Nur wer bei Inkontinenz nicht dichtmacht, dem kann geholfen werden. Öffnen Sie sich. Lassen Sie es raus! Nur so haben meine Kollegen und ich die Möglichkeit, Ihnen zu helfen.

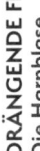

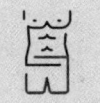

TEIL IV:
Der Mann beim Urologen

MÄNNLICHE KRONJUWELEN:
Die Hoden

Das beste Stück des Mannes ist bekanntlich sein Penis. Geht es um die männliche Sexualität, genießt sein kleiner Freund die größte Aufmerksamkeit. Er steht im Mittelpunkt – wenn er denn steht. Die Hoden stehen sozusagen im zweiten Glied. Dabei wäre der Penis ohne die Hoden kaum mehr als ein Schwamm aus Blutgefäßen. Eigentlich müsste sich ein »harter Mann« über seine Weichteile und nicht über sein versteiftes Glied definieren. Deshalb kümmern wir uns in diesem Kapitel vorrangig um die Hoden.

Zunächst zu Lage und Aufbau: Die Hoden befinden sich freihängend am Samenstrang im Hodensack. Sie weisen eine länglich-ovaläre Form auf und sind nach der Pubertät etwa pflaumengroß. Ab dem 50. Lebensjahr geht die Größe wieder ein wenig zurück. Das Innenleben der Hoden besteht aus 200 bis 300 parallel geschalteten Hodenläppchen, in deren Samenkanälchen die Spermien heranreifen. Die Länge dieser Samenkanälchen würde sich ausgerollt auf circa 500 Meter erstrecken. Die Nebenhoden liegen den Hoden kappenartig auf. Sie bestehen aus einem stark gewundenen vier bis sechs Meter langen Nebenhodengang und dienen der weiteren Ausreifung und Lagerung der Samenzellen. Von den Nebenhoden aus gelangen die gereiften Samenzellen über den Samenleiter und die Harnröhre beim Samenerguss an die frische Luft.

In den Hoden wird neben den Spermien auch das männliche Geschlechtshormon Testosteron, unser wichtigster »Kraftstoff«, gebildet. Dazu später mehr.

Lösbare Knoten: Hodenkrebs und andere Schwellungen

Machen wir es kurz und schmerzlos: Der Hodenkrebs ist ein bösartiger Tumor. Er zählt aber zu den etwas selteneren Formen und ist fast immer heilbar. In der Altersgruppe zwischen dem 20. und 45. Lebensjahr ist es allerdings die häufigste Krebsart des Mannes. So hat in den vergangenen fünf Jahrzehnten die Zahl der Hodenkrebsfälle in den westlichen Industrieländern deutlich zugenommen. Die Ursachen dafür sind noch nicht vollständig geklärt. Genetische Störungen der Stammzellen, Umweltgifte und Hormonstörungen während der Schwangerschaft werden diskutiert. Als gesicherter Risikofaktor gilt vor allem ein Leistenhoden, wir sprachen bereits darüber. Sie erinnern sich: Dieser Zustand sollte spätestens bis zum Ende des 1. Lebensjahres behoben sein, um das Risiko einer Entartung in späteren Jahren zu minimieren.

Im Hodentumor-Schicksalsjahr 2022 sind gleich mehrere deutsche Profifußballer an Hodenkrebs erkrankt. Damit geriet Leistungssport in den Verdacht, ein Risikofaktor zu sein. Sichere Beweise dafür gibt es noch nicht. Vielleicht kommt diese Häufung durch die gute medizinische Betreuung und regelmäßige Dopingproben. So wurde bei dem Fußballprofi Marco Russ im Jahre 2016 ein erhöhter Hodentumorwert im Urin auffällig. Ein weiteres prominentes Beispiel ist der siebenfache Tour-de-France-»Sieger« Lance Armstrong, der 1996 an Hodenkrebs erkrankte, nach seiner Heilung 1998 in den Profiradsport zurückkehrte und dann die Tour von 1999 bis 2005 gewann. Beides – Heilung und Siege – jedoch, wie wir heute wissen, mit medikamentöser Unterstützung. Da zumindest der medizinische Fall öffentlich bekannt ist, breche ich hiermit die Schweigepflicht: Wenn nicht auch die Krankenakte aus öffentlichkeitswirksamen Gründen gedopt war, wurde bei Armstrong Hodenkrebs im fortgeschrittenen Stadium diagnostiziert. Im Bauchraum sowie in der Lunge hatten sich bereits Metastasen gebildet. Außerdem wurden zwei Tumore im Gehirn entdeckt. Als erste Maßnahme musste der befallene Hoden operativ entfernt werden. Im Anschluss erfolgte eine mehrstufige Chemotherapie. Die Krebserkrankung konnte schließlich erfolgreich behandelt werden.

Ob ein Tumor vorliegt, kann man am besten selbst ertasten, denn er macht sich zumeist als Verhärtung und Größenzunahme bemerkbar. Oftmals ist der Tumor schmerzlos. Es kann aber auch ein Ziehen oder ein Schweregefühl im Hoden auftreten. Da trifft es sich ganz gut, dass die Hoden die einzigen inneren Organe sind, die der Mann sozusagen im Beutel vor sich herträgt. Daher sollten die Hoden regelmäßig abgetastet werden. Clevere Männer delegieren diesen regelmäßigen Kontrollgriff an die Partnerin oder den Partner. Wird auf diese Weise ein Hodentumor gefunden, lässt er sich oft gut behandeln. Die Erfolge liegen in frühem Stadium bei 98–100 %! Die Heilungschancen sind selbst bei einer aggressiveren Form mit etwa 95 % immer noch so gut wie bei keiner anderen Krebsart. Meist ist die einseitige operative Entfernung des betroffenen Hodens nicht zu vermeiden. Die weitere Ausbreitung im Körper wird mittels Röntgenuntersuchungen (Computertomografie von Bauch- und Brustraum) und Tumormarkern im Blut beurteilt.

Je nach Art des befallenen Hodengewebes werden verschiedene Tumorarten unterschieden. Der Tumor entsteht zumeist aus den Keimzellen des Hodens. Keimzellen sind die Vorläuferzellen der Spermien. In diesem Fall nennt man den Tumor Seminom. Alle anderen Formen heißen entsprechend Nicht-Seminome. Diese Unterscheidung ist für die Behandlung von Hodenkrebs wichtig, denn ausschließlich die Seminome reagieren auf eine Strahlentherapie. Die Wahl des Therapieverfahrens ist neben der Gewebeart auch abhängig vom Tumorstadium. Manchmal ist eine Chemotherapie notwendig, um die hohe Heilungsrate zu erreichen. Vor der Chemotherapie haben junge Männer berechtigterweise am meisten

Respekt. Sie muss über mehrere Wochen als Infusion verabreicht werden und ist belastend (Übelkeit und Haarausfall), aber glücklicherweise meist von Erfolg gekrönt. Wichtig ist eine zeitlich eng getaktete Nachsorge. Schon deshalb, weil etwa 5 % der Patienten einen zweiten Tumor im anderen Hoden entwickeln. Bei der Nachsorge helfen Ultraschall, Röntgen und Tumormarker im Blut. Selbst in kosmetischer Hinsicht gibt es Methoden zum Ersatz der Hoden. So kann der verlorene Hoden durch eine Prothese aus Kunststoff, ja genau, ein Plastik-Ei, ersetzt werden.

Auch die funktionellen Folgen des Verlustes der halben Männlichkeit sind im wahrsten Wortsinn nur »halb so schlimm«. Libido und Potenz bleiben nämlich in der Regel unverändert. Und was die Familienplanung betrifft: Allein durch die Entfernung eines der beiden Hoden ist die Fruchtbarkeit meist nicht entscheidend eingeschränkt. Wer dennoch auf Nummer sicher gehen will, kann vor der Behandlung seinen Samen für eine spätere künstliche Befruchtung einfrieren lassen. Ein Joker, den Lance Armstrong übrigens auch erfolgreich gezogen hat. Ach ja, und noch was: Sportliche Höchstleistungen – auch außerhalb des Ehebetts – sind ebenso weiterhin möglich. Sogar ohne Doping.

Bevor wir auf die inneren Werte der Hoden in Bezug auf Fruchtbarkeit und Potenz noch näher eingehen, bleiben wir zunächst noch ein wenig bei der rein äußerlichen Betrachtung: Dass die Hoden bei Kälte durch ein Zusammenziehen des Hodensacks und des Samenstrangs in Richtung der schützenden Bauchhöhle zurückgedrückt und -gezogen werden, basiert auf einem uralten Reflex, dem sogenannten Kremasterreflex. Diesen können die männlichen Leser ganz leicht bei sich selbst auslösen (lassen), indem sie die obere Innenseite eines Oberschenkels streicheln (lassen). Neben Kälte kann eine Vielzahl von weiteren Anlässen zu einer Veränderung der Hodenlage und -form führen.

Zu den krankheitsbedingten Veränderungen am Hoden zählen Wassereinlagerungen um den Hoden herum (Hydrozele) oder in der Hodenhaut (Ödem). Diese Einlagerungen können sehr eindrucksvolle Ausmaße bis hin zur Kindskopfgröße annehmen. So kam eine besorgte Ehefrau mit folgendem Therapievorschlag: »Sollen wir meinem Mann nicht mal die Hoden abschneiden, der sitzt da immer drauf?« Auch der Nebenhoden kann sich verändern, häufig verursacht durch Zysten (Spermatozelen). Darüber hinaus kann der Samenstrang Veränderungen zeigen, die durch eine dicke Krampfader (Varikozele) hervorgerufen werden können.

> »Wenn ich entspannt bin, habe ich ziemlich viel Hodenfell.«

Und obwohl schon kleine Jungs gerne eine Hand in ihre Hose stecken und »Taschenbillard« spielen – und die Hoden damit sicher die am häufigsten abgetasteten Organe des männlichen Körpers sind –, kommt es dennoch nicht immer zur Entdeckung einer Veränderung. Und wenn doch, werden die Beschwerden in diesem Bereich mitunter über sehr lange Zeit verdrängt. Für nicht wenige Männer ist der Gang zum Urologen eben ein echter Angang. Ist die Hemmschwelle (Praxiseingang) erst einmal überwunden, versucht der Mann seine Beschwerden mit dem ihm zur Verfügung stehenden Vokabular zu beschreiben. Patient: »Ich hab ein Bullenei! Zwischen meinen Beinen findet schon ein regelrechter Verdrängungswettbewerb statt.« In Einzelfällen sind der Selbstbeobachtung jedoch physikalische Grenzen gesetzt. Patient: »Ich habe Spiegeleier.« Ich: »Was meinen Sie denn damit?« Patient: »Ich bin so dick geworden, ich kann die nur noch mit einem Spiegel sehen.« Sollte man die Fachzeitschrift *Frau im Spiegel* also auch für den Mann auflegen? Nicht zwingend, denn mit zunehmendem Alter zeigt die Natur durchaus ein Entgegenkommen. Die Hodenhaut – verstärkt durch die Schwerkraft – erschlafft, was einen Wendepunkt im Leben markieren kann:

»Sind die Glocken länger als das Seil, beginnt des Lebens zweiter Teil.«

Nach dieser detaillierten Beschreibung der Beschwerden tritt dann immer eine lange Pause ein. Der Patient zögert, bevor er nach mehrmaliger Aufforderung meinerseits und noch häufigerer Rückversicherung seinerseits tatsächlich die Hose runterlässt. Bei heruntergelassener Hose folgt jetzt das urologische EKG – also der Eier-Kontroll-Griff –, und was dann ans Licht kommt, überrascht oft nicht nur den Arzt, sondern auch den Patienten: »Diese Narbe da, war das eine Leistenbruchoperation?« – »Keine Ahnung, die habe ich noch nie gesehen.«

Die meisten der entdeckten Veränderungen am Hoden sind harmlos, sie können beobachtet werden. Eventuell notwendige Operationen sind in der Regel kleinere, ambulante Eingriffe, manchmal aus rein kosmetischen Gründen: »Die Hodenschwellung möchte ich jetzt doch operiert haben, sonst werden noch die Frauen verrückt, wenn ich eine Badehose anhabe.«

Neben den genannten schmerzlosen Veränderungen im Genitalbereich können natürlich auch solche auftreten, die Schmerzen verursachen, beispielsweise eine Nebenhodenentzündung: Die Entzündung eines Nebenhodens macht sich oft durch eine massive Schwellung, starke Schmerzen und eine deutliche Überwärmung bemerkbar. In den allermeisten Fällen ist nur eine Seite betroffen. In der Regel gelangen die Erreger aus der Harnröhre oder der Prostata über den Samenleiter bis zum Nebenhoden. Man spricht dann von einer aufsteigenden Infektion. Der Fachbegriff für eine Nebenhodenentzündung lautet Epididymitis. Bis Sie das zehnmal hintereinander ohne Knotenbildung in der Zunge aufsagen können, sind die Beschwerden möglicherweise schon wieder abgeklungen. Solange heißt es: aufs Sofa legen, in Ruhe abwarten und lokal kühlen. Dazu verschreibe ich eine mehrtägige Behandlung mit Antibiotikum und abschwellendem Schmerzmittel. Wichtig ist die komplette Ausbehandlung, denn eine verschleppte Entzündung kann zu einer Verklebung der Samenkanälchen und somit zur Unfruchtbarkeit führen.

»Sie müssen bitte viel kühlen und liegen. Soll ich Sie krankschreiben?«

»Nee, das kann ich auch bei der Arbeit.«

Auch das Gegenteil kann passieren: Ein Schrumpfen beider Hoden kann durch langjährigen Alkoholgenuss, einen chronischen Leberschaden oder durch Doping verursacht sein. Wer anabole Steroide von außen zuführt, drosselt damit die Eigenproduktion. Liegt das Hodenvolumen unterhalb von 8 ml, ist davon auszugehen, dass die Spermienproduktion nur noch eingeschränkt funktioniert. Testosteron wird dagegen teilweise auch noch bei einem Volumen von nur 1,5 ml produziert. Ein Mann kann notfalls aber auch ohne Hoden überleben, da andere Organe wie die Nebennieren auch in geringem Maße Testosteron produzieren. Belassen wir es also an dieser Stelle bei der äußerlichen Betrachtung der Hoden, sprich ihrer Form. Wechseln wir zu ihrer Funktion.

Hoffnung und Hormone: Testosteron

Reden wir über das berühmteste männliche Hormon: Testosteron. »Eier, wir brauchen Eier!« Mit diesen Worten unterstellte Ex-Fußball-Nationaltorwart Oliver Kahn seiner Mannschaft im Jahre 2003 nach einer Niederlage einen Hormonmangel. Unbewusst oder bewusst – wir wissen es nicht – hatte der Oli erkannt, dass die Hoden eine sehr wichtige Funktion haben: Sie produzieren nämlich das männliche Sexualhormon Testosteron. Äußerlich lässt es den Mann maskulin erscheinen: Bartwuchs, Körperbehaarung, kräftige Muskeln. Innerlich verleiht es ihm die typischen Männlichkeitsattribute: sexuelle Potenz, Energie, Kraft – ja, auch eine gewisse Aggressivität zählt dazu. Und da Fußball ein kämpferischer Sport ist, könnte sich ein Mangel an Testosteron bei einer ganzen Mannschaft als durchaus nachteilig erweisen. Danke, Oli!

Die Produktion von Testosteron im Lebensverlauf erfolgt dreigipflig. Bereits in den ersten Wochen einer Schwangerschaft kommt es im Mutterleib beim männlichen Fötus zu einer deutlich erhöhten Produktion, wodurch die Geschlechtsentwicklung eingeleitet wird. Na und, wen interessiert das, könnten Sie jetzt denken. Wie prägend jedoch bereits diese Phase für das spätere Leben ist, zeigt die sogenannte Fingerlängen-Forschung. Unter Testosteroneinfluss wächst der Ringfinger im Mutterleib stärker als der Zeigefinger. So zeigten Studien bei Männern mit einem langen Ringfinger überraschende Befunde wie bessere Prüfungsergebnisse oder mehr Erfolg an der Börse.[2] Langringfinger haben eine höhere Anzahl von Spermien im Ejakulat und statistisch sogar einen größeren Penis.[3][4] Wenn das keine krassen Erkenntnisse sind?!

Später, nach der Geburt, überkommt die Jungs der nächste massive Testosteronanstieg, bekannt unter dem Namen »Säuglingspubertät«, wichtig beispielsweise für die Hirnentwicklung. Und die »echte« Pubertät ist dann die Blütezeit des Hormons. Zwischen dem 9. und dem 15. Lebensjahr kommt es zu einem zwanzigfachen Anstieg des Blutspiegels, was im Gehirn massive Umbauprozesse in Gang setzt. Testosteron wirkt einerseits aktivierend auf Gehirnregionen, die mit Belohnungsanreizen verbunden sind, und hemmt andererseits gefahrenmeidende Hirnareale. Die Auswirkungen im Alltag muss ich Ihnen ja nicht im Detail beschreiben, das haben die männlichen Leser alle am eigenen Leib erfahren. Mir wird das immer bewusst, wenn ich heute mit 70 km/h Landstraßen entlangtuckere, über die ich als junger Erwachsener mit Geschwindigkeiten gerast bin, die mir im Nachhinein physikalisch unmöglich erscheinen.

Aber auch nach dieser Sturm-und-Drang-Phase hat Testosteron weiterhin Einfluss auf beispielsweise unsere Blutbildung, unseren Knochenstoffwechsel sowie auf die Festigkeit von Geweben der Haut und der Blutgefäße. Testosteron steigert die Proteinsynthese für unseren Muskelaufbau und reduziert das Fettgewebe.[5] Selbst unsere »psychische Festigkeit« wird maßgeblich durch Testosteron beeinflusst. Es sorgt für Selbstwertgefühl und Mut, Ausdauer und Kampfbereitschaft. Aber: Entgegen dem gängigen Mythos, Testosteron mache Männer aggressiv, deuten neuere Untersuchungen darauf hin, dass Männer mit höherem Testosteronspiegel sich auch sozialer verhalten und weniger lügen könnten. Und, na klar: Testosteron steuert Libido und Potenz. Untersuchungen konnten objektivieren, dass Männer mit einem höheren Testosteronspiegel stärker auf erotische Reize reagieren, messbar in einer größeren Zunahme des Penisdurchmessers.[6]

»Also diesen lästigen Trieb, den habe ich jetzt im Griff.«

Frauen produzieren übrigens auch Testosteron. Es ist sogar ihr wichtigstes Lusthormon, ungelogen! Und sie benötigen es als Vorstufe von weiblichem Östrogen. Jedoch entspricht die Konzentration im Blutspiegel bei Frauen nur 5–10 % derjenigen des Mannes.

Auch wir Männer unterliegen mehreren hormonellen Zyklen. Ähnlich wie bei Frauen gibt es monatliche Veränderungen, die zwar rhythmisch sind, aber sich von Mann zu Mann individuell stark unterscheiden. Unsere innere Hormon-Uhr verursacht sogar rhythmische Fluktuationen drei- bis viermal pro Stunde. Es treten Tagesschwankungen auf, wobei der Hormonspiegel am Morgen etwa 20 % höher ist als am Nachmittag. Testosteronbestimmungen sollten demnach nüchtern am Vormittag bis 11 Uhr erfolgen. Und sogar im Jahresverlauf zeigen sich Schwankungen mit höheren Hormonspiegeln im August und niedrigen im März.[7]

Testosteron kann in allen Körperflüssigkeiten wie Urin, Speichel oder Blut nachgewiesen werden, am zuverlässigsten im Blut. Die Laborwerte werden in Nanomol pro Liter (nmol/l) oder Nanogramm pro Milliliter (ng/ml) angegeben. Der Normbereich wird von 12 bis 40 nmol/l definiert. Als sicher auffällig gelten wiederholte Werte unter 8 nmol/l (entsprechend 2,3 ng/ml). Werte zwischen 8 und 12 nmol/l liegen im Graubereich. Testosteron schwimmt zu 98 % im Blut an Eiweiße gebunden, insbesondere an das Sexualhormon-bindende Globulin (SHBG). Nur 2 % sind freischwimmendes und somit wirksames Testosteron. Wenn der Spiegel des bindenden Eiweißes sehr hoch ist, beispielsweise durch Stress oder bei Leberkrankheiten, wird logischerweise mehr aktives Testosteron abgebunden. Die Gegenspieler von Testosteron, nämlich die Östrogene, werden hingegen im Blut viel weniger an Eiweiß gebunden und gewinnen dann die Oberhand. Bei Auffälligkeiten oder Werten im Graubereich werden daher in den Kontrollen neben dem Testosteronspiegel auch das Sexualhormon-bindende Globulin (SHBG), das Östrogen und die Steuerungshormone LH und FSH sowie das Hormon Prolaktin bestimmt.

Wenn Sie sich die Schwankungsbreite innerhalb dieses Normalbereichs vor Augen führen, so können Sie sehen, dass zwischen dem unteren Grenzwert und dem oberen Normbereich eine Varianz mit dem Faktor 3 besteht. Daran können Sie erahnen, wie viel Sie selbst innerhalb des Normalbereichs (!) für Ihren Testosteronspiegel tun können! Forscher gehen davon aus, dass bei der Produktion und Wirkung von Testosteron genetische Ursachen und Umwelteinflüsse etwa je zur Hälfte eine Rolle spielen.[8] Neuere Erkenntnisse sehen sogar den stärkeren Einfluss bei den Lebensstilfaktoren und Umwelteinflüssen.

Die Bildung des »guten« Testosterons erfolgt übrigens aus dem oft zu Unrecht in Verruf geratenen »bösen« Cholesterin.

Die Hauptproduktionsstätten sind die sogenannten Leydig-Zellen in den Hoden.

Was aber passiert, wenn zu wenig oder
weniger davon produziert wird? Ein
Grund können beim Mann die »Wechseljahre« sein. Ja, Sie haben richtig
gelesen, auch Männer kommen in
die Wechseljahre. Auch wenn man
über die Korrektheit des Begriffes
trefflich streiten kann, unbestritten ist: Der
Testosteronspiegel sinkt mit zunehmendem Lebensalter. Tatsächlich nimmt schon ab dem 45. Lebensjahr die Testosteron-
konzentration im Blut um etwa 0,4–1 % pro Jahr ab.[9] Da es
sich dabei um einen relativ stetigen Prozess handelt, ist der
Begriff »Wechseljahre«, wie er gerne bei Frauen verwendet
wird, beim Mann in diesem Zusammenhang nicht ganz korrekt. Der Psychotherapeut Jed Diamond beschreibt es so: »Die
Frauen fallen von der Klippe in den Abgrund, während die
Männer ganz langsam den Hügel hinunterrollen.«[10] Durch die
insgesamt gestiegene Lebenserwartung erreichen aber immer
mehr Männer ein Alter, in dem ein Hormonmangel dann auch
Symptome verursacht. Labortechnisch messbar erniedrigte
Werte hat jeder fünfte Mann über 60.

Ich habe über die Jahre gelernt, zwischen den Sätzen zu
hören. So antwortete einer meiner Patienten auf die »Wie
geht's?«-Frage: »Gut, bis auf so einiges.« Was man da heraus-
lesen kann? Die Symptome der männlichen Wechseljahre sind
diffus. Und da dieses Beschwerdebild zudem praktisch unbe-
kannt ist, werden sie auch nebulös beschrieben. Letztlich kann
man sie unter den Stichworten Stimmungsschwankungen,
Depression, Abnahme der Muskelmasse, Knochenschwund
(Osteoporose), Potenzstörungen und Lustlosigkeit zusammenfassen. Auch Übergewicht wird begünstigt. Und Übergewicht wiederum verstärkt den Testosteronmangel noch mehr,

»Und wie ist es mit der Lust?«

»So oft kann meine Frau gar keine Kopfschmerzen haben.«

> »Für Burn-out habe ich keine Zeit.«

denn unser Bauchfett produziert das Enzym Aromatose, welches männliches Testosteron in weibliches Östrogen umwandelt.

Aus Testosteron können nämlich zwei sehr unterschiedliche weitere Hormone gebildet werden. Einerseits das sehr wirksame Dihydrotestosteron (DHT), aber auch Estradiol. DHT ist um das Drei- bis Vierfache wirksamer als Testosteron selbst. Es ist also die biologisch aktivste Form des Testosterons und in vielen Organen das eigentlich wirksame Hormon. Estradiol hingegen gilt als »weibliches« Hormon.

Testosteron ist ein gutes Barometer für unseren allgemeinen Gesundheitszustand. Studien vermuten sogar einen Zusammenhang zwischen einer erhöhten Sterblichkeitsrate und erniedrigten Testosteronspiegeln. Laut einer Beobachtungsstudie in Mecklenburg-Vorpommern sterben Männer mit niedrigem Testosteron häufiger an Herz-Kreislauf-Erkrankungen. Auch Zusammenhänge mit Bluthochdruck und Zuckerkrankheit wurden in dieser Langzeitstudie nachgewiesen, denn bei Diabetikern blockieren bestimmte Stoffe Rezeptoren der hormonproduzierenden Zellen und vermindern so die Testosteronbildung. Es hat sich auch gezeigt, dass ein zuckerkranker Patient, der unter einem unbehandelten Testosteronmangel leidet, früher stirbt als ein Diabetiker mit normalisierten Hormonspiegeln. Zudem kann Testosteron den Cholesterinspiegel senken und die Blutfettwerte verbessern. Bei älteren Männern mit Depression wird häufiger ein erniedrigter Testosteronspiegel nachgewiesen. Sogar das Risiko für ein Schlafapnoe-Syndrom steigt mit sinkendem Testosteronspiegel.

Symptom-Fragebögen wie der AMS-Scale bieten zwar eine gute Übersicht und einen ersten Eindruck, ersetzen aber keinesfalls das Arztgespräch. Beispielsweise werden Allgemeinerkrankungen oder Anzeichen von Fehlernährung durch die Fragebögen schlecht erfasst. Die körperliche Untersuchung hingegen ist schnell erledigt. Es müssen der Body-Mass-Index, der Bauchumfang und die Hodengröße erhoben werden. Männer über 50 mit einem Testosteronmangel sollten zusätzlich mittels Knochendichtemessung auf Osteoporose untersucht werden.

Ein Testosteronmangel ist keine Ja-Nein-Diagnose. Wie gesagt, nur freies Testosteron kann an die Bindungsstellen der Körperzellen, an sogenannte Androgenrezeptoren, andocken. Diese Rezeptoren gibt es in unterschiedlicher Verteilung an fast allen Organen und Geweben Ihres Körpers. Hinzu kommt: Die Rezeptoren an der Zelle zur Aufnahme von Testosteron können unterschiedlich sensibel sein. Entscheidend für die Wirkung von Testosteron ist also nicht nur der Blutspiegel, sondern auch, welche Dichte an Rezeptoren am jeweiligen Gewebe besteht und welche Aufnahmefähigkeit die Rezeptoren haben. Und das wiederum wird von einem Androgenrezeptor-Gen auf dem X-Chromosom bestimmt.[11] Theoretisch ist es also denkbar, dass Sie einen normalen oder hohen Testosteronwert haben und trotzdem an den Symptomen eines Testosteronmangels leiden. Zur Beruhigung: Selbst auf diesen Faktor haben Sie Einfluss. Krafttraining beispielsweise kann die Dichte und Empfindlichkeit Ihrer Androgenrezeptoren erhöhen.

Ein weiteres bekanntes Symptom tritt analog zu den weiblichen Wechseljahren auf: »Ich habe immer Hitzewallungen. Nicht, dass ich irgendwann nur noch Gemüse im Kopf hab.« Gemüse im Kopf ist für mich schwierig zu erkennen. Ein symptomatischer Hormonmangel hingegen ist durch eine mehrfach kontrollierte morgendliche Blutentnahme zu diagnostizieren und genauso einfach zu korrigieren.

Selbstverständlich sollten begleitend zu einer Therapie eine vernünftige Ernährung, eine Gewichtsregulation sowie eine Reduktion von Alkohol und der Verzicht auf Nikotin angestrebt werden.

»Ich würde ja gerne etwas abnehmen, aber dann hab ich das Fell bis an die Knie hängen.«

Wichtig ist vor allem Bewegung und Sport. Krafttraining oder Sprints sowie Ausdauereinheiten bis 45 Minuten konnten in Studien den Testosteronlevel steigern. Lange Ausdauereinheiten wie beispielsweise ein Marathon senken eher den Blutspiegel. Vorbildliches Verhalten in Sachen Sport zeigte dieser Patient – jedenfalls auf den ersten Blick: »Am Wochenende war ich mindestens jeden zweiten Tag joggen.«

Und es gibt noch viele andere natürliche Wege, um den Testosteronspiegel zu erhöhen. So wird beispielsweise ein Zusammenhang zwischen dem Vitamin-D-Spiegel und der Testosteronproduktion vermutet.[12] Zu den Pflanzen, die die männliche Hormonbildung im Körper stimulieren oder den Testosteronabbau hemmen sollen, gehören etwa Tinkturen aus Kiefernpollen, aber auch Pinienkerne sowie Brennnesselwurzel-Extrakte. Sie enthalten testosteronähnliche Hormone und Enzyme, welche die Testosteronbildung fördern. Kohlgewächse und Brennnesselwurzeln hemmen das erwähnte Enzym Aromatose, das Testosteron in das weibliche Hormon Östrogen umwandelt. Weitere Hintergrundinformationen zu einem ausgeglichenen Testosteronhaushalt finden Sie auch in meinem Buch *Männer Ü50*.

Ernährungsempfehlungen bei hormonellen Schwankungen

- Halten Sie sich wegen der Absenkung des Testosteronspiegels etwas zurück bei Leinsamen, Minze, Tomaten und Gluten!
- Steigern Sie Ihr Testosteron mit Pinienkernen, Kiefernpollen, Sellerie, Olivenblattextrakten, Mais, Knoblauch und viel Vitamin D!
- Reduzieren Sie Ihr Östrogen mit Champignons, Zwiebeln, Granatäpfeln, Kohl und Brennnesselwurzeln! Schränken Sie den Bierkonsum ein.

Mittlerweile leidet die gesamte westliche Welt an einem beängstigend zunehmenden Mangel: Die Testosteronspiegel und die Spermienqualität haben sich in den letzten Jahrzehnten in den Industrienationen konstant reduziert.[13] Seit 1973 ist laut Langzeitbeobachtungen ein Spermienschwund um 50–60 % zu verzeichnen.[14] Die diskutierten Ursachen sind vielfältig. Bewiesen ist noch nichts, aber infrage kommen: nährstoffarme Böden, Xenoöstrogene in Plastikverpackungen, Pestizide in Obst und Gemüse, Hormone und Antibiotika in Tierprodukten oder im Grundwasser, steigende Raten an Übergewicht, Stress, Handystrahlung usw. …

Kommen wir abschließend noch zur medikamentösen Testosteron-Ersatztherapie (TET): Testosteron sollten ganz streng nur diejenigen von uns Männern bekommen, deren Mangel rein organisch durch eine Minderproduktion von Testosteron oder seiner Steuerungshormone verursacht ist UND die die entsprechenden Symptome haben! Laut Studien trifft dies auf 2,1–5,7 % von uns Männern zwischen 40 und 79 Jahren zu.[15] Das klingt zunächst nicht so viel, aber in absoluten Zahlen wären das immerhin eine halbe bis eine Million Männer in Deutschland. Und diesen ausgesuchten Männern darf man die Testosteronbehandlung keinesfalls vorenthalten, denn die Folgen eines nicht therapierten Mangels sind frappierend. Die Sterblichkeit bei unbehandelten Männern ist höher als bei Männern mit normalen Testosteronspiegeln.[16]

Eine Hormonersatztherapie darf nur von einem Fachmann durchgeführt werden! Dies kann ein spezialisierter Urologe, ein Androloge (Männerarzt) oder ein Endokrinologe (Hormonarzt) sein. Alles andere ist »Doping«! Für den Hormonausgleich stehen Testosteron-Hautgels oder Depotspritzen zur Verfügung. Das Auftragen des Gels sollten Sie bitte nicht ins Liebesspiel integrieren, denn sonst entsteht auf weiblicher Seite ein Risiko ganz anderer Art: ein Damenbart. Die Therapieeffekte treten nach sehr unterschiedlicher Behandlungsdauer auf. Während sich die Libido oft schon nach drei bis sechs Wochen wieder meldet, können andere Effekte auch noch nach drei bis fünf Jahren folgen. Ein in diesem Zusammenhang nützlicher Nebeneffekt der Testosterontherapie ist, dass Patienten mit normalisiertem Testosteronspiegel noch besser auf eine Behandlung mit Potenzmitteln wie Sildenafil (Viagra) ansprechen.

»Herr Doktor, Sie haben bei mir den Hund der Wollust von der Kette gelassen.«

Ein Überschuss an Testosteron kann in weibliche Hormone umgewandelt werden. Daher entwickeln 3 % der Männer unter TET eine Männerbrust (Gynäkomastie). Und die Hoden können schrumpfen, weil man ihnen ja einen Teil ihrer Arbeit abnimmt. Das Auftreten einer Akne sowie Haarausfall sind möglich. Manche Patienten berichten über aggressives Verhalten. Es kann zu einer Gewichtszunahme von etwa 3–5 kg kommen, und einige wenige Patienten haben verlängerte nächtliche Erektionen. Eine leichte Zunahme von Prostatagröße und dem noch zu besprechenden Blutwert PSA im ersten Jahr der Therapie ist normal. Bis heute besteht kein Anhalt dafür, dass eine Testosterongabe zur Normalisierung des Blutspiegels einen Prostatakrebs auslösen kann. Ein bereits bestehendes Prostatakarzinom wird jedoch durch Testosteron im Wachstum gefördert. Neben Testosteronspiegelkontrollen sind regelmäßige Kontrollen des Blutbildes zu empfehlen, da eine Eindickung des Blutes zu einem erhöhten Schlaganfall- oder Herzinfarktrisiko führen kann. Zu hohe Dosierungen können sogar zu Hirnschädigungen führen.

Nach all diesen Mangelerscheinungen und Nebenwirkungen möchte ich versuchen, dieses Kapitel positiv beenden. Denn nicht jeder Mann erleidet in seinem Leben einen Hormonmangel. Zum Glück kann es auch genau andersherum laufen. So meinte ein älterer Patient zu mir: »Herr Doktor, ich bin jetzt 86 Jahre alt und hab noch so einen leichten Hang zur Selbstbefriedigung, ist das normal?« Hier musste ich passen. Da fehlte mir, ehrlich gesagt, die Erfahrung und auch die Vergleichsgruppe. Zudem war, beziehungsweise ist, die wissenschaftliche Datenlage zu dieser Fragestellung äußerst dünn.

Grundregeln für einen gesunden Testosteronspiegel

Schon das Beachten von nur vier dieser Empfehlungen hebt die Chancen für einen intakten Testosteronspiegel. Wenn Sie es sogar schaffen, alle Empfehlungen zu beachten, haben Sie nahezu einen garantierten Schutz gegen Testosteronmangel.[17] Und als Bonus können Sie eine enorme Steigerung der Lebensqualität, ja selbst der Lebenserwartung um bis zu 14 Jahre erreichen.[18]

- Nicht rauchen
- Mehr als drei Stunden Sport pro Woche
- Weniger als sechs alkoholische Getränke pro Woche
- Mehr als dreimal Fisch und weniger als sechsmal Fleisch pro Woche
- Weniger als 5 g Salz pro Tag
- Body-Mass-Index unter 25
- Wenig und nur fettarme Milch
- Mindestens acht Stunden schlafen

Lebenssaft, der Nachwuchs schafft: Sperma

Beginnen wir dieses saftige Kapitel mit einigen interessanten Zahlen: Bei einem Samenerguss werden 2–5 ml Sperma ausgestoßen, das ist etwa ein Teelöffel voll, wenn man es sich bildlich vorstellen möchte. In jeder Portion sind 80 bis 300 Millionen Samenzellen enthalten. Zwischen seinem 15. und 60. Betriebsjahr hat ein gesunder, durchschnittlich sexuell aktiver Mann bis zu 8000 Ejakulationen – was summa summarum zwischen 20 und 50 Litern Sperma entspricht. Die Größe eines menschlichen Spermiums ist mit 0,06 mm winzigst. Würde man aber die durchschnittliche Spermienanzahl pro Samenerguss aneinanderreihen, käme man auf eine Länge von fast 2 km für eine einzige Ejakulation. Ab der Pubertät läuft die Produktion von Samenzellen lebenslang, ununterbrochen und rund um die Uhr. In jeder Sekunde stellen die Hoden bis zu 1000 Spermien her. Hochgerechnet sind das fast 90 Millionen Samenzellen pro Tag, und auf ein Jahr gesehen macht das stolze 33 Milliarden Spermien! Kein Mann muss aber Angst haben, dass seine Hoden durch die Menge des produzierten Spermas anschwellen. Der Körper baut überschüssiges Sperma wie einen Bluterguss wieder ab oder stößt es durch spontane nächtliche Samenergüsse aus. Dennoch dauert es zwei bis drei Monate, bis sich aus den Vorstufen der Keimzellen befruchtungsfähige Spermien entwickelt haben.

Während der Ejakulation verlassen die Spermien den Penis noch ganz euphorisch mit einer Geschwindigkeit von circa 17 km/h. Am Ziel in der Vagina angekommen, schalten sie drei Gänge zurück und benötigen für zwei Millimeter eine Stunde. Fehlende Motivation kann man ihnen aber dennoch nicht vorwerfen. Ein Spermium muss etwa 800-mal mit dem Schwanz schlagen, um einen Zentimeter voranzukommen. Direkt nach dem Erguss ist das Sperma noch ein ziemlich zähflüssiger Klumpen. Nach etwa 15–30 Minuten verflüssigt sich das Sperma, und die Samenzellen können losschwimmen. Sie folgen dabei einem inneren Navigationssystem und chemischen Wegweisern: Erst geht's durch die Scheide, dann durch den Muttermund in die Gebärmutter und von dort nach rechts oder links hinauf in die Eileiter – immer auf der Suche nach einer befruchtungsfähigen Eizelle. Die Überlebensdauer der Spermien beträgt in der Vagina nur einige Stunden. Denn dort herrschen wegen des »sauren Klimas« schlechte Überlebensbedingungen sowohl für willkommene als auch für ungebetene Eindringlinge – ein Schutzmechanismus der Frau vor

Infektionen. Hat die Samenzelle aber die besucherfreundliche Gebärmutter einmal erreicht, kann sie dort vier bis fünf Tage oder länger überleben.

Zum Volumen des Ejakulats tragen die Spermien nur deutlich unter 5 % der Gesamtmenge eines Samenergusses bei. Der größte Anteil der Samenflüssigkeit kommt aus den Samenblasen. Diese produzieren ein alkalisches Sekret zum Schutz der Spermien im sauren Milieu der Scheide. Aus den Samenblasen kommt auch das Eiweiß Semenogelin, das die Spermien in ein schützendes Gelkissen einhüllt. Weiterhin enthält die Samenflüssigkeit Nährstoffe wie Fruktose, Vitamine, Aminosäuren und Zink. Das milchig-trübe, dünnflüssige und leicht saure Sekret aus der Prostata macht etwa ein Drittel der Spermamenge aus. Es erweckt die Spermien aus der sogenannten Säurestarre, in der sie in den Nebenhoden konserviert waren. Der Inhaltsstoff Spermin schützt die Erbinformation (DNA) der Spermien. Und enthaltene Prostaglandine verstärken den weiblichen Orgasmus durch Auslösung von Muskelkontraktionen. Weiterhin findet man in der Samenflüssigkeit Zitronensäure als Schutz gegen Bakterien sowie das prostataspezifische Antigen (PSA). Dieses Enzym dient der Verflüssigung des Ejakulats, indem es das oben genannte Semenogelin wieder aufspaltet. PSA wird häufig als Risikomarker für Prostatakrebs benutzt, worauf ich im Kapitel zur Prostata ausführlich eingehen werde.

Vom eigentlichen Samenerguss zu unterscheiden sind die bekannten »Lusttropfen«, die bei sexueller Erregung schon vor dem Erguss gebildet werden. Diese glasklare Flüssigkeit aus Nebendrüsen der Harnröhre ist bildlich gesprochen eine Reinigungskraft vor der großen Fete. Sie spült die Harnröhre, neutralisiert Urinrückstände, befeuchtet und poliert die Eichel. Aber auch das Reinigungspersonal feiert ein wenig mit, denn in den Lusttropfen können schon Spermien enthalten sein, die eine (oft ungewollte) Schwangerschaft auslösen können. Bei gewollten Schwangerschaften hingegen tritt diese bei einem fruchtbaren Paar nach circa drei bis vier Monaten ein, also mit einer Wahrscheinlichkeit von etwa 30 % pro Monatszyklus. Von dieser Statistik ausgehend spannen wir einen großen Bogen zum Gegenteil, der ausbleibenden Schwangerschaft.

Eklat ums Ejakulat: Männliche Unfruchtbarkeit

Unfruchtbarkeit (auch Infertilität genannt) besteht, wenn nach mindestens einjähriger Partnerschaft und regelmäßigem ungeschütztem Geschlechtsverkehr keine Schwangerschaft eintritt.

> »Können Sie bei mir mal 'ne Durchsuchung machen, Herr Doktor, weil wir nämlich mit der Kindererzeugung nicht zurechtkommen.«

Etwa 10–15 % aller Ehen beziehungsweise Partnerschaften sind unfruchtbar. Die Ursachen sind in rund 40 % aller Fälle auf Seiten der Frau zu finden, in 30 % auf Seiten des Mannes, und bei weiteren 30 % sind die Ursachen *gemischter* Natur. 1,1 Millionen Männer zwischen 20 und 50 Jahren bleiben ungewollt kinderlos. Abklärungsbedürftig sind in allen Fällen jedoch beide Ehepartner. So meinte ein Mann: »Bei meiner Frau springt das Ei nicht.« Und die Frau: »Bei meinem Mann werden die Spermien nicht reif.«

Die Chancen, ein Kind zu empfangen, werden schon ab dem 30. Lebensjahr statistisch stetig geringer. Männer können dennoch theoretisch bis ins hohe Lebensalter gesunde Kinder zeugen. Charlie Chaplin wurde beispielsweise mit 73 und Ex-Formel-1-Chef Bernie Ecclestone mit sagenhaften 89 Jahren noch Vater. Einer meiner Patienten hat bei sich jedoch Folgendes beobachtet: »Mein Saatgut wird von Kind zu Kind schlechter.« Da fragte ich mich allerdings, woran er diese Beobachtung festgemacht hat und wie lange er seine Langzeitstudie noch fortführen will.

Die möglichen Ursachen einer reduzierten Fruchtbarkeit sind äußerst vielfältig: von Übergewicht, schweren Allgemeinerkrankungen bis hin zu Operationen und Traumata. So kann zum Beispiel der bereits erwähnte Hodenhochstand (Leistenhoden) in der Kindheit zu einer dauerhaften Schädigung der Spermienreifung im Erwachsenenalter führen. Die Samenzellen lieben es nämlich etwas kühler, und kühler ist es außerhalb des Körpers im Hodensack.

An dieser Stelle kurz ein Wort zur Hoden-Krampfader: Die sogenannte Varikozele ist eine Erweiterung der Venen am Samenstrang. Solche Krampfadern hat etwa jeder zehnte Mann, und sie treten zu 90 % am linken Hoden auf. Dies hat mit dem Verlauf der blutabführenden Venen zu tun. Die rechte Hodenvene gleicht einer Autobahn ohne Stau, links aber ist eine Ampelkreuzung in Höhe der Nierenvene eingebaut, was häufig zu einem Rückstau und manchmal auch zu Schmerzen führen kann. Auch hier kann eine Überwärmung des Hodens durch zurückfließendes Blut gelegentlich zu Fruchtbarkeitsstörungen führen.

Veränderungen der männlichen Geschlechtshormone, der Schilddrüsenhormone oder Hormone der Hirnanhangdrüse sind als weitere mögliche Ursachen in Betracht zu ziehen. Die Einnahme von Anabolika (typisches Doping bei Bodybuilding) kann ebenfalls zu Unfruchtbarkeit führen. Wenn man Hormone von außen zuführt, wird die körpereigene Produktion der Steuerungshormone heruntergefahren.

»In meinem Sperma sind die Chromosomen zu langsam.«

Bakterielle Entzündungen im Bereich der ableitenden Samenwege, also an Hoden, Nebenhoden oder der Prostata, beispielsweise durch Chlamydien, können sowohl die Samenbildung stören als auch zu Verklebungen der Samenkanäle führen. Hier kann man zumindest versuchen, die Störung mit Antibiotika zu behandeln. Und um die Sache rund zu machen: Radsportler haben häufiger Prostataentzündungen und oft eine verminderte Spermienqualität, sogar vermehrt Erektionsstörungen. Mein Rat fürs Rad lautet daher: Vermeiden Sie allzu exzessives Fahren und besorgen Sie sich einen geeigneten Sattel, der die Sitzbeinhöcker belastet und den empfindlichen Dammbereich schont. Das erhöht den Nutzen und reduziert das Risiko.

Eine mögliche Abnahme der Spermienqualität in westlichen Gesellschaften wird schon seit mehr als 40 Jahren diskutiert. Bereits seit den 1970er-Jahren ist in Westeuropa die Zahl der Spermien pro Milliliter um mehr als die Hälfte gesunken, und auch die Beweglichkeit der Spermien ist rückläufig. Dieser Trend ist auf anderen Kontinenten wie Südamerika, Asien oder Afrika nicht dokumentiert. Zwar liegen wir mit 50–60 Millionen Spermien pro Milliliter noch deutlich über dem von der WHO geforderten Referenzwert von mindestens 15 Millionen Spermien je Milliliter, aber der Trend ist beängstigend, eine Art innerer Klimawandel. Psychischer und körperlicher Stress gelten heute als gesicherte Einflüsse. Verschiedene weitere Umweltfaktoren werden in Betracht gezogen: weibliche Hormone (Östrogene) aus Milchprodukten oder dem Trinkwasser, Wärmeeinwirkung durch eine überwiegend sitzende Position sowie heiße Bäder und Saunagänge. Auch Inaktivität spielt eine Rolle. Wer mehr als fünf Stunden pro Tag fernsieht (und das ist immerhin jeder zehnte Mann), muss mit einer deutlichen Abnahme der Spermienkonzentration rechnen. Andere äußere Einflüsse, die die Qualität des Samens zusätzlich beeinträchtigen können, sind Medikamente wie Chemotherapeutika, chemische Stoffe wie Pflanzengifte, radioaktive Strahlen sowie Alkoholmissbrauch. Sogar die Unterwäsche spielt offenbar eine Rolle: Eine Untersuchung bei 600 Männern fand bei denen, die normalerweise Boxershorts tragen, eine im Vergleich zu Slipträgern um 25 % höhere Spermienkonzentration. Wahrscheinlich ist es wie so oft im Leben ein

Zusammenspiel mehrerer Faktoren. Nur zum Rauchen kann man sagen: Das ist definitiv schlecht für die Spermienzahl!

An dieser Stelle muss ich wohl auch auf die Diskussion über Handystrahlung eingehen. Bereits 2015 sorgte eine israelische Studie für Aufsehen, weil sie Hinweise lieferte, dass eine Handynutzung von mehr als einer Stunde pro Tag, insbesondere während der Aufladephase des Gerätes, zu einer deutlich schlechteren Samenqualität führen könnte. Eine aktuelle Zusammenschau von 18 Studien zu diesem Thema bestätigte, dass eine Exposition gegenüber Mobiltelefonen mit einer verringerten Beweglichkeit, Lebensfähigkeit und Konzentration von Spermien verbunden war, konnte aber den Zusammenhang zur Dauer der Handynutzung nicht bestätigen.[19] Wie genau elektromagnetische Wellen auf Hoden und Samenzellen wirken, ist noch nicht belegt. Aber für strahlende Gesichter dürfte dieser Verdacht bei Ihnen, liebe männliche Leser im zeugungsfähigen Alter, wohl nicht sorgen.

Man muss aber auch ganz andere, nicht sehr offensichtliche Zusammenhänge im Blick haben: Wenn die Frau eine Allergie gegen Hunde hat, ist eine Allergie gegen Sperma nicht unwahrscheinlich. Wow, werden Sie denken, aber es stimmt tatsächlich: Der Grund ist eine Substanz aus der Prostata, die sich in ähnlicher Form im Fell von unkastrierten Rüden wiederfindet.

Kommen wir zum Praktischen und der Frage: Welche Untersuchungen werden auf Seiten des Mannes vorgenommen? Zunächst sprechen Urologe und Patient über alle bestehenden Risikofaktoren. Dann erfolgt eine körperliche Untersuchung, die eine Ultraschalluntersuchung der Hoden einschließt. Danach kommt es zu einer Blutentnahme zur Überprüfung des Hormonstatus.

Die wichtigste Untersuchung ist jedoch das sogenannte Spermiogramm. Der Patient gewinnt (meist in seiner häuslichen Umgebung) mittels Masturbation Samenflüssigkeit, bildet also bildlich gesprochen einen »Untersuchungsausschuss«. Vor der

»Gewinnung« der Flüssigkeit sollte eine zwei- bis siebentägige Phase ohne Samenerguss eingehalten werden.

Das Ejakulat wird anschließend mikroskopisch beurteilt. Dabei werden Zahl, Beweglichkeit und Struktur der Spermien erhoben und mit den von der WHO vorgegebenen Normwerten verglichen. In Amerika wurde eine App entwickelt, mit der man über ein optisches Zubehörteil eine orientierende Samenanalyse bereits zu Hause per Smartphone durchführen kann. Ein Patient brachte seine Samenprobe in einem ausgespülten durchsichtigen Slush-Ice-Becher zu uns mit den Worten: »Ich habe Ihnen mal einen Milchshake mitgebracht.«

Die Therapie besteht meist in der Ausschaltung möglichst aller Risikofaktoren. Nahrungsergänzungsmittel mit einem Nährstoffcocktail unterstützen die Spermienreifung. Dabei gehen wir davon aus, dass vorher alles dafür getan wurde, dass es gemeinsam funktioniert. Zum Beispiel haben die beiden Partner den Geschlechtsverkehr auf das Zyklusoptimum der Frau gelegt. Sie haben den Geschlechtsverkehr auch in den Urlaub gelegt, also in eine Zeit der Entspannung. Dabei hat man früher den Paaren empfohlen, höchstens alle zwei Tage Verkehr zu haben, um die Anzahl und Dichte der Spermien im Ejakulat zu erhöhen. Man war der Meinung, der Körper könne die Samenzellen nicht so schnell nachproduzieren, wie sie verschossen würden. Mittlerweile setzt sich hingegen die Meinung durch, dass ein täglicher Koitus in der fruchtbaren Phase möglicherweise erfolgreicher sei. Zwar seien dann weniger Spermien im Samen vorhanden, diese könnten aber frischer und gesünder sein.

Zyklusoptimum, Urlaub – was noch? Vielleicht hat das Paar es auch geschafft, sich von der Vorstellung zu befreien, dass es unbedingt klappen muss. Das ist gar nicht so leicht, wirkt aber manchmal Wunder, denn der Wunsch als Vater und Mutter des Gedankens reicht hier leider nicht aus.

Statt sich weiter zu zweit um die Zeugung des Nachwuchses zu kümmern, kann das Paar sich auch zu einem Dritten, einer Gynäkologin oder einem Gynäkologen mit entsprechender Ausbildung als Reproduktionsmediziner, begeben. Dort können verschiedene Möglichkeiten der Befruchtung diskutiert werden, damit sich Erfolge in der Erbfolge einstellen, zum Beispiel die intrauterine Insemination (IUI). Dabei wird der aufbereitete Samen des Mannes zum Zeitpunkt des Eisprungs vom Gynäkologen oder der Gynäkologin in die Gebärmutter der Frau eingespritzt. Anders läuft die künstliche Befruchtung bei der sogenannten In-vitro-Fertilisation (IVF). Hier werden Spermien im Reagenzglas mit zuvor bei der Partnerin entnommenen Eizellen zusammen- und danach wieder in die Gebärmutter der Partnerin eingebracht. Bei weiterer Erfolglosigkeit kann ein einzelnes Spermium auch direkt unter dem Mikroskop mit einer sehr feinen Nadel in die Eizelle gespritzt werden. Das Verfahren heißt dann Intracytoplasmatische Spermieninjektion (ICSI). Sollten beim Mann in mehreren Ejakulatuntersuchungen gar keine Spermien zu finden sein, ist oft eine operative Hodenbiopsie zu empfehlen (testikuläre Spermatozoen-Extraktion oder TESE). Falls hier Spermien gefunden werden, können diese eingefroren, dauerhaft gelagert und zu einem gewünschten Zeitpunkt zur künstlichen Befruchtung (ICSI) verwendet werden.

Statistisch gesehen ist etwa jeder dritte Versuch von Erfolg gekrönt, was anhand der sogenannten »Baby-take-home-Rate« ausgedrückt wird. Dass sich die Frau im Falle einer Unfruchtbarkeit des Partners ihren Kinderwunsch durch einen Seitensprung erfüllt, ist bei Vogelpopulationen mit etwa 10 % bekanntermaßen häufig. Solche »Kuckuckskinder« sind nach aktuellen genetischen Studien beim Menschen mit circa 1–2 % dagegen eher selten.

Noch ein Wort zu den Kosten. Die Suche nach den Ursachen der Kinderlosigkeit wird meist von den Kassen bezahlt. Bei den genannten Maßnahmen zur Herbeiführung einer Schwangerschaft beteiligen sich die gesetzlichen Krankenkassen zur Hälfte an den Kosten. Vorausgesetzt, beide sind mindestens 25 Jahre alt, wobei die Frau höchstens 40 und der Mann höchstens 50 sein darf, und das Paar ist verheiratet. Etwas altmodisch, wie ich finde ...

Cut and go: Sterilisation

Ein Mann, den ich etwa ein Jahr zuvor – nach sechs Kindern und abgeschlossener Familienplanung – sterilisiert hatte, kam entsetzt zu mir in die Sprechstunde und zweifelte die Effektivität meiner Arbeit an. Seine Frau habe wieder

»Wir haben zwar noch Kinderwunsch, aber ich bin sterilisiert, und meine Frau hat die Gebärmutter raus.«

»einen Braten in der Röhre«, so sein O-Ton. Ich versuchte, ihn zu beruhigen, was mir aber nicht wirklich gelang. Der Grund: Durch eine einfache mikroskopische Untersuchung seines Spermas konnte ich die Beständigkeit der Sterilisation (und damit meiner Arbeit) sowie die Unbeständigkeit im Lebenswandel seiner Partnerin beweisen – zu seinem noch größeren Entsetzen.

Die Vasektomie dagegen lässt keine Spielräume für Interpretationen zu. Beim Mann muss man sich das so vorstellen: Die Vasektomie ist ein operativer Eingriff, der ambulant beim Urologen unter örtlicher Betäubung durchgeführt werden kann. Der Urologe öffnet dazu auf beiden Seiten die Haut des Hodensacks. Über einen kleinen Schnitt durchtrennt er die Samenleiter. Danach wird ein kleines Zwischenstück entfernt und die Enden der Samenleiter verschlossen. Das Ergebnis: Der Kanal für den Samentransport ist unterbrochen. Die Samenzellen, die durch die Durchtrennung der Samenleiter nicht mehr nach außen gelangen können, werden im Nebenhoden abgebaut. Der Eingriff ist auf eine dauerhafte Unfruchtbarkeit ausgelegt und heutzutage eine der häufigsten und sichersten Verhütungsmethoden.

Wie bei jeder Verhütungsmethode muss man auch hier die Kosten von etwa 500 Euro selbst tragen. Langfristig ist es aber wahrscheinlich die kostengünstigste Methode. Es gibt gute Gründe, sich sterilisieren zu lassen. Es können soziale, wirtschaftliche, medizinische oder andere Anlässe dafürsprechen. Ein Patient formulierte es so: »Warum auf eine kugelsichere Weste schießen, wenn man die Waffe entladen kann.«

»Ich möchte sterilgelegt werden.«

Zu Ihrer Beruhigung: Der Eingriff hat entgegen weit verbreiteter Befürchtungen keine Auswirkungen auf die Erektionsfähigkeit des Penis und auch nicht auf den Orgasmus, genauso wenig auf Hormonhaushalt und Lustempfinden. Sie werden nicht kastriert, nur sterilisiert. Auch vor einem Samenstau müssen Sie sich nicht fürchten. Bei sterilisierten (oder enthaltsamen) Männern werden die im Hoden produzierten Spermien, wenn sie nicht an die frische Luft können (oder wollen), vom Körper einfach wieder abgebaut, vergleichbar mit einem blauen Fleck unter der Haut. Auch an der Samenmenge ändert sich nichts, denn der größte Anteil der Flüssigkeit kommt, wie wir gelernt haben, nicht aus den Hoden, sondern aus Samenblasen und Prostata.

Zur Sicherheit sei aber noch gesagt, dass Ihr Urologe das Kommando »Feuer frei!« erst nach zwei mikroskopischen Sperma-Untersuchungen erteilen wird, die er im Abstand von etwa sechs Wochen nach dem Eingriff vornimmt. Bei diesen Untersuchungen dürfen sich keine Samenzellen mehr nachweisen lassen.

Obwohl die Sterilisation auf Dauer angelegt ist, ist eine Wiederherstellungsoperation grundsätzlich möglich. So kann

> »Muss ich die Samenprobe hier machen oder kann ich auch in den Briefkasten ejakulieren?«

bei einem erneuten Kinderwunsch die Durchgängigkeit der Samenwege mittels einer mikrochirurgischen OP-Technik oftmals wiederhergestellt werden. Da dies jedoch aufwendig und teuer ist, sollten Sie sich sehr sicher sein, bevor der Urologe die Heckenschere an Ihren Stammbaum ansetzt. Zu rabiat formuliert? Okay, ich revidiere: … bevor der Urologe zum Schnitt im Schritt ansetzt.

Da die Pille für den Mann bisher noch nicht entwickelt wurde, wird weiter in alle Richtungen geforscht. Ob Sie es glauben oder nicht: Es gibt eine Vorstudie, bei der ein Ventil mit Kippschalter zum Einsatz kommt, das operativ in den Samenleiter eingebaut wird. Wer seiner Partnerin beim Vorspiel zukünftig »Mach mich an!« ins Ohr flüstert, muss durch seinen Tonfall sehr fein dosieren, was er von seiner Partnerin will: Meint er das rein erotisch oder auch reproduktiv, also in der Absicht, Nachwuchs zu erzeugen? Die pfiffige Idee stammt übrigens von einem Tischler. Marktreife wird das Produkt aber wohl nicht erreichen.

Dennoch möchte ich auch in diesem vermeintlich einfachen Kapitel noch etwas Verwirrung stiften. Eine große Studie aus Dänemark an über zwei Millionen Männern, von denen 140 000 sterilisiert waren, fand bei den sterilisierten Männern zehn Jahre nach dem Eingriff ein um 15 % höheres Prostatakrebsrisiko als bei den nicht operierten Männern.[20] Eine naheliegende Begründung wäre gewesen, dass sterilisierte Männer gesundheitsbewusster sind und häufiger an Vorsorgeuntersuchungen teilnehmen. Dann müsste aber vor allem das Auftreten von frühen Krebsstadien erhöht sein, was sich aber nicht bestätigte. Das allgemeine Krebsrisiko – also auch für andere Tumorarten – hingegen war erstaunlicherweise bei den Sterilisierten um 9 % niedriger als bei der Vergleichsgruppe, was wiederum auf einen gesünderen Lebensstil zurückgeführt wurde. Es bleibt also ein Fragezeichen.

EINE WACHSTUMSSTORY:
Die Prostata

Kommen wir nun zu einem Organ, bei dem wir Männer aber mal so richtig benachteiligt sind, weil nur wir darüber verfügen: die Prostata. Fast jeder kennt sie, kaum jemand weiß, wozu sie gut ist. Bekannt ist gerade noch, dass es sich bei der Prostata um ein Männerorgan handelt. Ausnahmen bestätigen aber auch hier die Regel. Ich: »Die Beschwerden sind durch Ihre Prostata bedingt.« Patient: »Jaja, hab ich wohl von der Mutter geerbt.« Allgemein wissen Patienten also sehr wenig über diese Drüse. Man kann sagen: Die Prostata ist als unbekanntes Organ weltbekannt. Die Stunde der Prostata schlägt leider erst dann, wenn sie Probleme verursacht. Klar ist auch, dass erst mit zunehmender Größe das Interesse an Lage und Funktion der Prostata wächst. Menschen hinterfragen ja vieles nur dann, wenn es anders ist als gewohnt und Probleme macht. Erst wenn das Auto nicht mehr läuft, interessiert man sich für den Motor.

Die Prostata gehört zu den inneren Geschlechtsorganen des Mannes. Sie produziert einen Teil der Samenflüssigkeit, siehe oben. Beim Samenerguss, der Ejakulation, ziehen sich die Muskelzellen in der Prostata reflexartig zusammen und pressen die Flüssigkeit in die Harnröhre. Dort vermischt diese sich mit den Spermien aus den Samenleitern und dem Sekret der Samenblasen. Die Prostata sorgt dabei durch Verschluss des inneren Schließmuskels dafür, dass die Samenflüssigkeit nicht nach oben in die Harnblase gelangen kann.

So viel zur allgemeinen Lage. Nun zur genauen Lage. Die Prostata liegt tief im kleinen Becken, über dem Beckenboden, hinter dem Schambein, unter der Harnblase, vor dem End-darm, und umschließt dann auch noch ringförmig die Harn-röhre. Nehmen Sie einen kleinen Trichter und legen Sie eine Kastanie hinein, dann bekommen Sie schon einen ganz guten Eindruck von Lage und Funktion. Wer jedoch glaubt, die Prostata sei durch ihre Position vor äußeren Einflüssen gut geschützt, der irrt. Die Nähe zur Dammregion (zwischen Hodensack und After) macht sie anfällig für Nässe und Kälte oder auch mechanische Irritationen, hervorgerufen zum Beispiel durch Fahrradfahren. Auch für Bak-terien, die die Harnröhre hochwandern, ist sie eine willkom-mene erste Raststation. Bei einer Prostataentzündung breiten sich Bakterien entweder über das Blut (selten) oder über die Harnröhre bis zur Prostata aus. Beim Weg über die Harnröhre handelt sich meist um typische Darmbakterien wie Escheri-chia coli oder Enterococcus faecalis. Auch Bakterien, die sexu-ell übertragbare Krankheiten verursachen, können eine Rolle spielen.

»Mein Sperma ist bräunlich. Ich glaube, ich setze Rost an.«

Typisch bei der akuten Prostatitis ist der plötzliche Beginn mit Schmerzen und Problemen beim Wasserlassen, oft ver-bunden mit Fieber und Schüttelfrost. Häufig tritt Blut oder eine Verfärbung im Sperma auf.

Ist die Prostata akut oder sogar chronisch entzündet, kommt die Triple-A-Therapie zum Einsatz: Antibiotikum gegen Bak-terien, Antiphlogistikum zum Abschwellen und Schmerzstil-len, Alphablocker zur Entspannung und Erweiterung. Die Antibiotikatherapie muss in ausreichend hoher Dosis und über eine Dauer von mindestens zehn Tagen durchgeführt werden.

Aber auch ohne Entzündung gestaltet sich die Behandlung der Prostata durch ihre besondere Lage oft schwierig. Will man ihr operativ von vorne zu Leibe rücken, versteckt sie sich hinter dem knöchernen Schambein. Bei Bestrahlungen schmiegt sie sich hinten an den allzu strahlenempfindlichen Enddarm an. Und bei einer ärztlichen Offensive über den natürlichen Weg der Harnröhre (wie wir das vom altbekannten Blasenkatheter kennen) wird die Intaktheit des Schließmuskels unterhalb oder der Harnblase oberhalb gefährdet. Ein Patient fasste es so zusammen: »Der liebe Gott ist ein schlechter Architekt. Er hat die Abwasserleitung mitten durchs Vergnügungsviertel gelegt.« Verkehrte Welt: In den Augen der Urologen ist die Prostata trotz ihrer Unzulänglichkeit und Unzugänglichkeit ein »Segen«, sorgt sie doch dafür, dass wir niemals arbeitslos werden können, da Millionen Männer unter ihrem organischen Größenwachstum leiden. Dieses Wachstum wollen wir jetzt genauer betrachten.

Abnehmende Strahlkraft: Die gutartige Vergrößerung

Benötigt wird die Prostata eigentlich nur in der Phase unseres Lebens, in der wir uns fortpflanzen möchten. Die übrige Zeit, die wir mit Samenergüssen verbringen, ist reiner Zeitvertreib. Spaß an der Freud, wie wir im Rheinland zu sagen pflegen. Fragen wir uns also Folgendes: Wenn die Prostata nicht mehr zur Fortpflanzung gebraucht wird, warum bildet sie sich dann nicht einfach zurück und tut stattdessen das Gegenteil und vergrößert sich? Kaum ist sie ihrer Funktion enthoben, fühlt sie sich offenbar vernachlässigt und macht mit zunehmendem Alter durch Größenwachstum, bösartige Veränderungen oder Entzündungen auf sich aufmerksam. Je oller, desto knolliger! Es reicht ihr offenbar nicht, dass man sie auch ohne Funktion weiter Vorsteherdrüse nennt.

Grundsätzlich ist zwischen der gutartigen und der bösartigen Vergrößerung zu unterscheiden. Dies sind zwei verschiedene Erkrankungen mit ganz andersartiger Entstehung. Eine gutartige Prostatavergrößerung ist also keine Vorstufe von Krebs! Im Inneren ist die Prostata in zwei Zonen aufgeteilt, vergleichbar mit einer Apfelsine, die aus Fruchtfleisch und Schale besteht. Bei der gutartigen Vergrößerung, der sogenannten benignen Prostata-Hyperplasie (BPH), handelt es sich um eine harmlose Vermehrung des Fruchtfleisches. Im Reifungsprozess des Mannes durchläuft die Prostata zwei Wachstumsperioden. Die erste tritt sehr früh, in der Pubertät auf, wobei die Prostata etwa ihre Größe verdoppelt. Die zweite Wachstumsphase beginnt schon um das 25. Lebensjahr herum und hält dann für den Rest des Lebens an. Bei einigen Männern wächst die Prostata dabei auf ein Vielfaches ihrer Ausgangsgröße an. Eine solche gutartige Prostatavergrößerung ist sehr häufig! Der Prozentanteil der betroffenen Männer entspricht etwa dem Lebensalter, also 50 % der 50-jährigen und 60 % der 60-jährigen usw. Damit stellt sie die häufigste gutartige Erkrankung des älteren Mannes dar.

»Die Leute, die ich früher in der Kneipe getroffen habe, die sehe ich jetzt hier in der Praxis.«

Manchmal könnte man glauben, eine BPH sei der Normalfall. Es gibt sogar Männer, die sich bei fehlender Vergrößerung benachteiligt fühlen. Ich: »Ihre Prostata ist nicht vergrößert.« Patient: »Leistet die denn trotzdem genug?« Die Größe allein ist noch nicht gleichzusetzen mit einer Erkrankung der Prostata oder entsprechenden Beschwerden. Einige Männer mit nur leicht vergrößerter Prostata können deutliche Symptome aufweisen, während andere Männer mit stark vergrößerter Prostata nur geringfügige Probleme haben können. Aber immerhin etwa jeder dritte Mann über 50 entwickelt in seinem Leben kontroll- oder behandlungsbedürftige Prostatabeschwerden.

Und warum wächst die Prostata? Ein einzelnes Gen, das für die Prostatavergrößerung verantwortlich sein könnte, ist nicht bekannt. Aber es existiert eine familiäre Veranlagung. Wenn man nahe Verwandte (Vater, Großvater) mit gutartiger Prostatavergrößerung hat, so steigt das eigene Erkrankungsrisiko. Die Ursachen einer BPH sind eher auf hormoneller Ebene zu finden. Selbst bei abnehmendem Testosteronspiegel produzieren ältere Männer vermehrt Dihydrotestosteron (DHT), was die Prostatazellen zum Wachstum stimuliert. Weiterhin kommt es zu einem Missverhältnis zwischen Testosteron und Östrogen. Auch Potenzstörungen und eine Prostatavergrößerung scheinen sich gegenseitig zu bedingen. Studien haben zudem Übergewicht und mangelnde körperliche Betätigung als mögliche Risikofaktoren offengelegt. Man könnte es auf diesen einfachen Nenner bringen: Je größer der Bauchumfang, umso größer auch die Prostata!

Und durch welche Beschwerden kann sich eine BPH äußern? Aufgrund einer Einengung der Harnröhre durch die vergrößerte Prostata muss der Blasenmuskel bei der Entleerung der Harnblase dauerhaft gegen verstärkten Widerstand arbeiten. Dies kann einerseits zu Problemen bei der Urinspeicherung (irritative Reiz-Symptome), andererseits zu einer erschwerten Blasenentleerung führen (obstruktive Entleerungs-Symptome).

»Mein Strahl ist nicht mehr so strahlig und ich muss ziemlich oft toilettieren.«

Nicht nur die Entleerung der Blase ist oft erschwert – auch die Schilderung der Beschwerden. »Und wie klappt es mit dem Wasserlassen?« – »Im Stehen besser als im Liegen.« Durch die »Verstopfung« des Blasenausgangs kommt es zu einer Startverzögerung beim Wasserlassen, oft unter Zuhilfenahme der Bauchpresse. Der Harnstrahl wird schwach, manchmal mit Unterbrechungen und am Ende mit Nachträufeln. Die Blasenentleerung dauert meist länger als eine Minute. Viele Männer berichten über ein Gefühl, die Blase nicht vollständig entleeren zu können. So wird das Wasserlassen zu einem echten »Ausscheidungswettkampf«. In der stärksten Ausprägung dieses Symptoms kann der Schuss sogar nach hinten losgehen: »Beim Pinkeln gehen die letzten Tropfen immer auf die Fersen.«

Der abgeschwächte Harnstrahl ist das häufigste Symptom. Ein weiteres ist, laufend laufen und müssen zu müssen. Wenn der Mann tagsüber nicht nur voller Tatendrang, sondern auch voller Harndrang ist, spricht der Mediziner von einer Pollakisurie und bezeichnet damit häufiges Wasserlassen in kleinen Mengen: »Meine Blase schickt mich dauernd in die Bedürfnisanstalt.«

Symptom einer Reizblase ist ein häufiger und oft unwiderstehlicher Harndrang mit kleineren Urinportionen sowohl am Tag als auch in der Nacht. Als normal gelten sieben bis acht Entleerungen am Tag und maximal einmal nachts. Unter den Patienten gibt es eine besondere Spezies: die Nacht-Pinkler. Oder besser gesagt jene Menschen, die, womöglich von der Granudingsbums-Werbung beunruhigt, nachts nicht mehr schlafen können und ständig aufs Klo rennen müssen. Zwei oder mehr nächtliche Toilettengänge gelten als auffällig.

Patient: »Ich muss nachts dreimal raus, also alle vier bis fünf Stunden.« Nach Adam Riese kommt er demnach auf 16 Stunden Schlaf oder mehr. Beneidenswert. Manche stört das nächtliche Gerenne aber auch gar nicht. »Wenn ich durchschlafe, muss ich nachts nur zweimal pinkeln.« Im Idealfall genießt man es sogar. Möglicherweise hat sich wegen des erlösenden Gefühls einer Blasenentleerung in den Ländern des Alpenraums auch der Begriff »Wasserlösen« anstatt »Wasserlassen« durchgesetzt. Dieser Herr hat es jedenfalls noch pointierter formuliert: »Wenn ich nachts pinkeln muss, das ist so schön, das tut mir so gut, das ist schon wie ein halber Geschlechtsverkehr.«

Ursachen einer Nykturie sind häufig Prostata- und Blasenprobleme, aber auch andere Erkrankungen wie Herzschwäche oder Diabetes. Sie kann also ein Alarmsignal für verschiedenste Krankheiten sein. Bei einer Herzschwäche zum Beispiel staut sich das Blut tagsüber in den Venen und drückt Flüssigkeit ins Körpergewebe. Am besten zu erkennen ist das an geschwollenen Beinen, besonders gegen Abend. Die Flüssigkeit wird nachts im Liegen wieder vom Blutkreislauf aufgenommen und über die Nieren ausgeschieden. Von einer nächtlichen Polyurie spricht man, wenn jemand mehr als ein Drittel der gesamten 24-Stunden-Urinmenge von 1,5 bis 2 Liter pro Tag nachts ausscheidet. Das betrifft immerhin fast zwei Drittel aller Menschen über 70 Jahren.

Zu oft? Zu viel? Zu wenig? Zu schwach? Wer kein Gefühl für die Häufigkeit und seine Urinproduktion hat und diese kontrollieren möchte, der sollte sich einen durchsichtigen Messbecher besorgen und einfach mal über einen ganzen Tag Protokoll führen. So erfährt man Häufigkeit, Einzelvolumina und Tagesgesamtproduktion. Am besten protokolliert man auch das Trinkverhalten.

»Mein Penis ist so krumm, ich kann mich neben die Toilette stellen.«

Ein solches Miktionsprotokoll muss man sich wie eine Tabelle vorstellen, in der der Patient die zugeführte und die abgegebene Flüssigkeit misst und in die dafür vorgesehenen Spalten einträgt. Hinweis am Rande: Den Becher danach bitte nicht mehr zum Backen benutzen!

Bei seinen Untersuchungen verlässt sich der Urologe aber nicht allein auf die Aussagen seiner Patienten. Er legt zudem den Fokus auf den Lokus, sprich: Er misst den Harnstrahl und die verbleibende Restharnmenge. Diese Messung auf einer Spezialtoilette wird auch Uroflowmetrie genannt. Dabei wird in einem Trichter die Harnflussrate in Millimetern pro Sekunde aufgezeichnet. Alternativ beobachtet der Patient das einfach selbst: »Wie weit mein Harnstrahl geht, das kontrolliere ich in der Badewanne.« Und ob Sie es glauben oder nicht: Mir wurden sogar schon Videomitschnitte vorgelegt, bei denen die Kamera in der Toilette installiert war!

Weiterführende Blut- und Urinuntersuchungen sowie ein Harnwegs- und Prostata-Ultraschall oder eine Blasenspiegelung führen schließlich zu einer aussagekräftigen Diagnose. Die zentrale Rolle nimmt dabei der Ultraschall ein. Hier kann man die Prostatagröße exakt vermessen, die Dicke der Blasenwand beurteilen und die Menge des nach dem Wasserlassen in der Blase verbliebenen Restharns. Außerdem können Blasensteine oder ein Rückstau bis in die Nieren erkannt werden. Die gutartige Vergrößerung muss nämlich nur dann zwingend behandelt werden, wenn es zu Problemen wie Restharnbildung, Blasenentzündung oder Nierenstau kommt. Kontrolliertes Abwarten wird jenen Männern mit Prostatavergrößerung empfohlen, bei denen nur leichte bis mäßige Symptome auftreten, die ihr tägliches Leben noch nicht zu stark beeinträchtigen. Dann genügen oft die Einhaltung bestimmter Verhaltensempfehlungen und regelmäßige Kontrollen. Hier gilt das Motto: »Was gut fürs Herz ist, ist auch gut für die Prostata.« Statistisch bleibt die Symptomatik bei vier von fünf Männern nach einem Jahr stabil, nach fünf Jahren noch bei zwei Dritteln der Männer. Nur etwa jeder fünfte Mann mit einer Prostatavergrößerung muss medikamentös behandelt, und davon muss wiederum nur jeder Zehnte letztlich operiert werden.

Verhaltens- und Ernährungsempfehlungen bei Prostatavergrößerung

- Nicht zu viel und nicht zu wenig trinken (Trinkmenge 1,5 bis 2 Liter)
- Die abendliche und nächtliche Trinkmenge reduzieren
- Die Blase etwa alle zwei Stunden und möglichst vollständig entleeren
- Im Sitzen Wasserlassen
- Regelmäßig körperlich aktiv sein und Sex haben (das sorgt für eine bessere Hormonbalance, eine gesteigerte Durchblutung und eine Gewichtsregulation)
- Die Notwendigkeit harntreibender Medikamente prüfen lassen
- Koffein, Softdrinks und Alkohol in Maßen
- Auf stark gewürzte Speisen verzichten
- Verstopfung durch ballaststoffreiche Ernährung vermeiden
- Auf Nikotin verzichten
- Viel Gemüse (Kohl, Brokkoli, Lauch, Zwiebeln, Knoblauch, Tomaten)
- Zucker reduzieren
- Milchprodukte und gesättigte (tierische) Fettsäuren wie Butter und fettiges und rotes Fleisch reduzieren
- Mehrfach ungesättigte Omega-3-Fettsäuren (Lachs, Hering, Sardinen, Leinsamenöl) bevorzugen
- Vitamin D
- Grüner Tee (hochdosiert und langfristig)

Sojaprodukte enthalten in hoher Konzentration sogenannte Isoflavone. Diese regulieren den Hormonhaushalt, ohne den Testosteronspiegel zu senken.[21] Zumindest im Tierversuch konnte so die Prostatavergrößerung gestoppt werden.[22] Die aus der Werbung bekannten Extrakte aus Heilpflanzen sind zur Behandlung von Prostatabeschwerden sehr beliebt. Angeblich nimmt fast jeder zweite Mann mit Prostatavergrößerung solche Pflanzenpräparate (Phytotherapeutika) ein. Die Produkte sollen entzündungshemmend, abschwellend, entspannend und hormonregulierend wirken. Die weite Verbreitung und die hohe Therapietreue im Alltag lassen einen durchaus vorhandenen Effekt vermuten. Die Datenlage zur Pflanzentherapie ist aber eher bescheiden.[23] Verbreitet eingesetzt werden Kürbiskerne (empfohlen werden 10 g pro Tag), Früchte der Sägezahnpalme (Sabal-Produkte), Pinienwurzeln, Extrakte aus Brennnesselwurzeln und aus Gräserpollen.

Interessant ist auch, welche Strategien im Rahmen der Selbsttherapie entwickelt werden. Patient: »Wenn ich nachts mal muss, geh ich ins Bad und mache 34 Kniebeugen. Danach kann ich immer wunderbar pinkeln.« Meine Gegenfrage, ob es auch mit 33 oder 35 Kniebeugen funktionieren würde, habe ich mir verkniffen. Alternativ zu solchen Übungen kann man auch an einer besseren Logistik in der häuslichen Umgebung arbeiten. Patient: »Ich habe mir in der Küche ein Urinal einbauen lassen. Clever, oder?«

Neben pflanzlichen Mitteln kann man den einengenden Zugriff der Prostata auch medikamentös öffnen: durch sogenannte Alphablocker oder durch ein Medikament, das in den Testosteronhaushalt des Mannes eingreift und so die Prostata langfristig wieder verkleinert.

Alphablocker sind Medikamente, die die glatte Muskulatur der Prostata und des Blasenausgangs entspannen. So verbessern sie die Stärke des Harnstrahls und reduzieren die durch die Prostatavergrößerung bedingte Blockade. Die Prostatagröße wird allerdings nicht reduziert. Alphablocker scheinen bei kleinen Drüsen unter 30 g besser zu wirken als bei großen. Bekannte Wirkstoffe sind Tamsulosin, Silodosin oder Alfuzosin.

Ein Vorteil der Alphablocker ist ihre sofortige Wirkung. Mögliche Nebenwirkungen sind Müdigkeit und Schwindel durch eine Blutdrucksenkung. Diese tritt auf, weil auch die Muskeln der Arterienwände entspannt werden. Häufig tritt eine sogenannte retrograde Ejakulation auf, also ein rückwärtiger Samenerguss in die Harnblase, weil die Prostata beim Samenausstoß nicht mehr als Abdichtungsventil zur Blase wirken kann und auch das Zusammenziehen der Samenblasen blockiert wird. Dies beschrieb ein Patient so: »Die Pistole funktioniert, nur die Munition klemmt.«

»Ich nehme Tiramisu-Tabletten.«
(meinte Tamsulosin)

Vorsicht ist geboten, wenn eine Operation an der Augenlinse bei grauem Star (Katarakt) geplant ist, da Alphablocker Einfluss auf die Bewegungen der Regenbogenhaut (Iris) haben können (intraoperatives Floppy-Iris-Syndrom). Alpharezeptoren kommen auch im Gehirn vor. Das Gerücht eines erhöhten Demenzrisikos durch Alphablocker wurde bislang nicht bestätigt.

Man kann die Prostata auch medikamentös verkleinern. Wie wir wissen, spielt das Hormon Dihydrotestosteron (DHT) eine entscheidende Rolle für das Größenwachstum der Prostata. Es gibt Medikamente, die den Umbau von Testosteron in DHT durch Blockade eines Enzyms hemmen. Daher werden sie auch als 5-Alpha-Reduktase-Hemmer (5-ARH) bezeichnet. Bekannte Wirkstoffe sind Finasterid und Dutasterid. Durch die Enzymblockade kommt es zu einer Reduktion von Drüsenzellen in der Prostata. Nach einer täglichen Anwendung über mindestens drei bis sechs Monate kann eine Verkleinerung der Prostata um 20–25 % bewirkt werden. So können sich auch der Harnstrahl und andere Symptome langsam verbessern. Die Therapie ist als Langzeitanwendung angelegt. Gute Kandidaten für diese Medikamente sind ältere Männer mit einer großen Prostata mit einem Gewicht über 40 Gramm. Spätkomplikationen wie beispielsweise ein Harnverhalt werden langfristig verringert, und statistisch sinkt auch das Risiko einer Prostata-Operation um 25 %. Wird dennoch eine Operation notwendig, so ist der Blutverlust bei der OP signifikant geringer. Bei etwa jedem fünften Mann treten aber Nebenwirkungen wie eine reduzierte Libido oder Potenzstörungen auf. Im Behandlungsverlauf lassen die Nebenwirkungen etwas nach. Der schnelle Effekt der Alphablocker und die langfristige Wirkung der 5-Alpha-Reduktase-Hemmer können ideal als Langzeittherapie kombiniert werden. Die Wirkprinzipien aus Entspannung und Verkleinerung der Prostata ergänzen sich gut.

Wichtig zu wissen ist, dass der PSA-Spiegel unter der Therapie mit 5-ARH circa halbiert wird. Ja, ich weiß, den PSA-Wert habe ich nun schon mehrfach erwähnt und noch immer nicht erklärt – die Spannung steigt, bald erfahren Sie mehr dazu, versprochen.

Manchmal bietet sich eine Kombination von Alphablockern und blasenberuhigenden Mitteln an. Letztere tragen zu einer Entspannung des Blasenmuskels und damit zu einer besseren Urinspeicherung

»Für die Prostata nehme ich Weitmacher und Weichmacher.«

bei und blockieren das unwillkürliche Zusammenziehen des Blasenmuskels, siehe das Kapitel zur Reizblase.

Während der Therapie muss regelmäßig durch Ultraschall die Restharnmenge nach dem Wasserlassen kontrolliert werden, da der Blasenmuskel weniger Kraft für die Entleerung aufbringen kann.

Es gibt auch ein Potenzmittel, das bei Prostatavergrößerung wirkt. Sogenannte Phosphodiesterase-5-(PDE5)-Hemmer wurden ursprünglich nur zur Behandlung von Erektionsstörungen eingesetzt, Stichwort Viagra® (Sildenafil). Die Hemmung des Enzyms PDE-5 führt zu einer Entspannung von glatten Muskelzellen. Aber nicht nur die Gefäße in den Schwellkörpern des Penis werden weitgestellt, sondern es entspannt sich auch die Muskulatur der Prostata. Dadurch vermindert sich der Druck auf die Harnröhre, und der Urin kann leichter abfließen. Seit 2012 ist aus dieser Stoffgruppe der Wirkstoff Tadalafil in einer Dosierung von 5 mg täglich zur Behandlung von Männern mit Prostatavergrößerung zugelassen und seit 2014 prinzipiell auch erstattungsfähig. Jedoch muss der Arzt die Verordnungsnotwendigkeit im Einzelfall begründen, beispielsweise wenn die Standardtherapie mit Alphablockern starke Nebenwirkungen verursacht. Ansonsten muss der Patient die Kosten von etwa 1 Euro pro Tag selbst tragen.

Wenn die medikamentöse Therapie nicht mehr ausreicht und ein hoher Leidensdruck besteht, kann durch einen chirurgischen Eingriff das die Harnröhre einengende Prostatagewebe entfernt werden. Eine operative Verkleinerung der Prostata-Innendrüse wird spätestens dann zwingend notwendig, wenn Komplikationen auftreten, also der betroffene Mann kein Wasser mehr lassen kann (Harnverhalt oder Überlaufblase), wenn hoher Restharn mit der Gefahr einer Nierenschädigung besteht, wenn häufige Harnwegsinfektionen und Blutungen auftreten oder Blasensteine nachgewiesen werden. In diesen Fällen spricht man von einer »absoluten« OP-Indikation.

Exkurs: Ein Harnverhalt ist ein akuter Notfall mit starken Schmerzen. Aufgrund einer kompletten Blockade der Harnröhre oder einer Überdehnung des Blasenmuskels kann kein Urin mehr abgegeben werden. Die Blase muss dann vorübergehend über einen Harnröhrenkatheter entleert werden. Eine solche Situation entsteht oft nach reichlichem Genuss kalter oder alkoholhaltiger Getränke oder wenn nicht unmittelbar eine Toilette zur Verfügung steht, beispielsweise auf Flugreisen. Eine Überlaufblase ist sozusagen die chronische Form des Harnverhaltes, jedoch meist ohne Schmerzen. Dabei wird der Blasenmuskel dauerhaft überdehnt, und der Mann kann nur in geringen Mengen Wasser lassen. Die Harnblase bleibt ständig voll, bis sie schließlich überläuft. Viele Männer denken dann zunächst irrtümlicherweise an eine Inkontinenz durch Schließmuskelschwäche.

Das grundlegende Prinzip einer jeden Operation bei gutartiger Prostatavergrößerung ist es, die Einengung der Harnröhre zu beheben. Bei der Auswahl des OP-Verfahrens spielt eine Rolle, wie schnell der Patient seine Beschwerden loswerden möchte. Man unterscheidet zwischen abtragenden Verfahren, die das störende Gewebe sofort entfernen, und solchen Verfahren, die das Prostatagewebe durch Energieeinwirkung mit Zeitverzögerung zum Untergang bringen. Ferner gilt es, die Risikofaktoren des Patienten und die mögliche Belastung durch den Eingriff anhand von Begleiterkrankungen und Medikamenten zu berücksichtigen. Für einzelne Verfahren spielen auch die Verfügbarkeit vor Ort und die Kosten eine Rolle bei der Therapieentscheidung.

»Der Herzinfarkt war für mich nicht so schlimm wie der Harnverhalt.«

Die sogenannte transurethrale Resektion der Prostata, kurz TURP, im Volksmund »Hobelung« genannt, ist das etablierteste Verfahren zur Behandlung der gutartigen Prostatavergrößerung und gilt aufgrund der vielen Erfahrungen und guten Ergebnisse seit Jahren als Standardtherapie. Hierbei führt der Operateur in Narkose ein Instrument durch die Harnröhre bis zur Prostata vor. So kann unter Sicht mit einer elektrischen Schlinge schichtweise Gewebe der Prostata-Innendrüse abgetragen werden. Die Blutgefäße werden dabei mit Strom verschlossen. Die innere Wundfläche kann in den ersten Wochen nach der Operation Irritationen verursachen. Typisch sind dann ein häufiger Harndrang, Brennen beim Wasserlassen und der Abgang von Gewebestücken und Eiweißflocken. Erwähnt sei noch, dass die Prostata nicht vollständig entfernt wird, sondern die Prostata-Außendrüse (Kapsel), also die »Schale der Apfelsine« belassen wird. Dieses Restgewebe sollte nach der Operation durch regelmäßige Untersuchungen weiterhin kontrolliert werden.

Die größte Sorge der Männer bei einer Prostata-OP dreht sich um die Potenz. Etwa die Hälfte der Patienten berichten von keiner Veränderung der Erektionsfähigkeit nach der OP. Überraschenderweise klagen 20 % der Patienten über eine verschlechterte, 30 % freuen sich hingegen über eine verbesserte Sexualfunktion! Die genauen Zusammenhänge sind unklar, möglicherweise hat es mit dem elektrischen Stromfluss während der Operation zu tun. Höher hingegen ist die »Gefahr« einer retrograden Ejakulation, zwei von drei Männern berichten nach der Operation darüber. Das bedeutet, dass beim Samenerguss die Flüssigkeit nicht vorne aus der Harnröhrenmündung austritt, sondern durch die neuen anatomischen Verhältnisse rückwärts in die Harnblase gelangt. Dies ist absolut harmlos, aber oftmals störend.

Bei größeren Drüsen wird das gutartige Prostata-Innengewebe über einen Leibschnitt entfernt (offene Operation). Dies ist notwendig, wenn die Prostata ein gewisses Gewicht von etwa 70–80 Gramm überschritten hat und die endoskopische Operation zu lange dauern würde. Dabei wird über einen Schnitt am Unterbauch die Harnblase eröffnet, und der Chirurg schält mit dem Finger die Innendrüse der Prostata aus ihrer bindegewebigen Kapsel heraus, vergleichbar mit der Entfernung des Fruchtfleisches aus einer Apfelsine.

Viele Patienten fragen nach einer Laseroperation. Klingt natürlich auch moderner als eine »Hobelung«. Dabei gibt es zwei grundlegend verschiedene Prinzipien, Laserenergie zu nutzen. Das Gewebe wird entweder entfernt (reseziert) oder verdampft (vaporisiert). Ziel ist auch hier eine Verminderung des Prostatagewebes im Bereich der Innendrüse, um den Druck der Prostata auf die Harnröhre zu verringern. Ein Vorteil der Laserverfahren im Vergleich zur klassischen »Hobelung« ist der geringere Blutverlust. Generell gelten Lasereingriffe als weniger belastend und komplikationsträchtig. Daher sind insbesondere Risikopatienten ideale Behandlungskandidaten. Nicht jede Klinik in Deutschland bietet diese Verfahren an, und die Verfügbarkeit ist begrenzt. Und wenn doch, so hängt der Behandlungserfolg sehr von der Erfahrung des Operateurs ab.

Der generelle Anspruch an medizinische Eingriffe ist ein möglichst gutes Behandlungsergebnis mit geringem Aufwand. Daher nimmt die Nachfrage nach minimalinvasiven Verfahren zu, die in der Arztpraxis oder als ambulanter Eingriff im Krankenhaus durchgeführt werden können. Das Prinzip dieser Methoden ist in der Regel sekundär-ablativ. Das bedeutet, dass das Gewebe nicht direkt entfernt, sondern durch Energie zerstört und damit mittelfristig geschrumpft wird. In Studien kommen solche Verfahren nicht ganz an die Ergebnisse der klassischen Operationen heran. Jedoch benötigen sie seltener eine Narkose und haben weniger Nebenwirkungen. Langfristig ist das Risiko der Notwendigkeit eines Zweiteingriffs erhöht. Um das richtige Verfahren auswählen zu können, richtet sich der behandelnde Arzt nach der Größe der Prostata, dem allgemeinen Gesundheitszustand und den persönlichen Wünschen und Vorstellungen des Patienten. Es kommen verschiedene Energieformen zum Einsatz, wie zum Beispiel Hitze, Radiofrequenzwellen, Ultraschall oder Wasserdampf.

Bei der Prostata-Arterien-Embolisation (PAE) wird durch einen Verschluss der ernährenden Blutgefäße eine Schrumpfung der Prostata bewirkt. Hierzu wird von einem Radiologen unter Röntgenkontrolle ein Katheter über eine Leistenarterie vorgeführt, und die blutzuführenden Gefäße werden dann durch kleinste Kügelchen verstopft. Dieser künstliche »Prostatainfarkt« führt zu einem Gewebeuntergang und einer dauerhaften Schrumpfung des Organs. Ein Nachteil des Verfahrens ist die hohe Strahlenbelastung, ein Vorteil ist die fehlende Wundfläche zur Harnröhre hin. Langzeitergebnisse liegen noch nicht vor.

Am Schluss dieses gutartigen Prostata-Kapitels möchte ich, nein, muss ich noch diese Anekdote loswerden. Ein älterer Herr, bei dem ich bei der Prostatauntersuchung eine steinharte Vergrößerung rektal ertasten konnte, wie sie beim gesunden Menschen niemals auftreten würde, erklärte mir: »Ach ja, ich habe vergessen, Ihnen zu sagen, dass ich mir abends immer ein aufgewärmtes Marmor-Ei in den After einführe, damit ich nachts besser pinkeln kann.« Glauben Sie mir, auch für einen Urologen kann das Leben manchmal sehr hart sein.

»Die Bäumchen, an die ich früher immer pinkeln musste, die gucken jetzt nur noch dumm.«

Früh kommt besser: Die »Vorsorge«-Untersuchung

Männlichen Lesern, die schon einmal bei einer sogenannten Vorsorge-Untersuchung waren, kommt unwillkürlich der Gedanke an die berühmt-berüchtigte Tastuntersuchung mit dem Finger in den Sinn, die der Volksmund gerne »Hafenrundfahrt« nennt. Und schon sind wir mittendrin – im Thema.

Um gleich mit einem Vorurteil zu beginnen: Durch eine Vorsorge-Untersuchung kann eine Krebserkrankung nicht vermieden werden. Die Bezeichnung »Krebsfrüherkennung« wäre schlicht die passendere, denn es geht um eine Untersuchung, die der frühen Erkennung einer Krebserkrankung dient und eine frühe und mehr Erfolg versprechende Behandlung ermöglicht. Die Bezeichnung »Vorsorge« dagegen will uns etwas anderes glauben lassen. Speziell wir Deutschen glauben ja fest daran, wir könnten für alles Vorsorge treffen: Krankheit, Unfall, Alter. Vor allem die Versicherungsbranche hat sich unsere Vorsorgegläubigkeit zunutze gemacht. Unsere

Hoffnung, sich gegen alles schützen zu können, gipfelt in der allseits bekannten und beliebten Lebensversicherung. Dass uns ein Versicherungsvertrag jedoch nicht vor dem Sterben schützt, blenden wir gerne aus.

Da der Mensch aber Weltmeister im Verdrängen ist, drückt er die Krebsfrüherkennung nicht nur anders aus, er drückt sich auch gerne ganz davor! Auf der Arztbesuch-Ausredenliste finden sich Zeitmangel auf Platz eins, gefolgt von Angst vor einer schlechten Diagnose und Respekt vor der Prostatauntersuchung. Die Teilnehmerquote ist auch in Deutschland erschreckend niedrig. Obwohl die Krebsfrüherkennungsuntersuchung in Deutschland für Männer ab 45 Jahren bereits seit 1971 als ein Angebot der gesetzlichen Krankenversicherung eingeführt wurde, nehmen heute nur etwa 20 % aller Männer diese Möglichkeit wahr – und wenn, dann oftmals nicht aus eigenem Antrieb. Auf meine Frage: »Was führt Sie zum Urologen?« antwortete ein Patient: »Keine Ahnung, meine Frau hat mich geschickt. Ich soll mich mal durchsuchen lassen.«

Gerade bei Männern versuche ich es dann gerne mit einem praktischen Beispiel: »Mit Ihrem Auto müssen Sie alle 15 000 Kilometer zur Inspektion, auch wenn scheinbar nichts dran ist.« Das können die meisten nachvollziehen. Dennoch macht man nicht gerne die Motorhaube auf, sprich: lässt nicht gerne die Hosen runter. Auch im digitalen Zeitalter läuft die Untersuchung noch ganz banal anal ab.

Wenn es bei der Früherkennung zum Äußersten kommt, nämlich der körperlichen Untersuchung, versucht der Mann es dann noch mit einem finalen Fluchtversuch und viel Fantasie. Ich: »So, dann müsste ich jetzt Ihre Prostata noch vom After her abtasten.« Patient: »Haben Sie denn saubere Finger?«

Hilfreich sind auch warnende Hinweise seitens des Patienten vor der rektalen Penetration: »Achtung! Wenn Sie rein-

kommen links, da sind ein paar Hämor-
rhoiden.« Danke! Die Tastuntersuchung
findet heutzutage übrigens meist in
Seitenlage mit angebeugten Knien
statt, nicht wie früher oft im Stehen mit
vorgebeugtem Oberkörper. Dies mag ein
Grund sein, warum sich auch der Begriff

»Ich lasse mal die Hose ein wenig runter, und den Rest können Sie dann selbst machen.«

»Vorbeugung« nicht flächendeckend durchge-
setzt hat. Vorbeugung bedeutet ja auch eher Prävention, also
Krankheitsvermeidung durch gesunden Lebensstil.

Das nächste Vorurteil, man könnte mit der Früherkennung
auf einen Schlag und für immer alle Krankheiten ausschließen, muss ich leider auch entkräften.

Patient: »Ich komme zur Generaluntersuchung, von Platt-
füßen bis Haarausfall.« Doch so einfach ist es leider nicht,
ganz entgegen unserer typisch deutschen All-inclusive-Men-
talität. Was im Rahmen der Krebsfrüherkennung untersucht
wird und welche Leistungen durch die Krankenkassen abge-
deckt sind, bedarf einer genaueren Betrachtung. Ich habe
Ihnen das in folgender Tabelle zusammengestellt:

Ihre Kontrolluntersuchungen im Überblick

- **Bis 17 Jahre:**

  U- und J-Untersuchungen beim Kinderarzt

  Standard- und Auffrischungsimpfungen, insbesondere
  HPV-Impfung bei Jungs zwischen 9 und 17 Jahren (z. B. im
  Rahmen der J1-Untersuchung)

- **18–35 Jahre:**

  Einmaliger Anspruch auf einen Gesundheits-Check-up beim
  Hausarzt

- **Ab 35 Jahren:**

  Alle drei Jahre Gesundheits-Check-up beim Hausarzt

  Alle zwei Jahre Hautkrebs-Screening beim Hautarzt

- **14–45 Jahre:**

  Selbsttest: Hoden-Check (monatlich Hoden selbst abtasten)

  Anleitung unter: www.hodencheck.de

- **Ab 45 Jahren:**

  Einmal pro Jahr urologische Früherkennung (Penis, Hoden,
  Prostata, Leiste, Lymphknoten)

- **Ab 50 Jahren:**

  Darmkrebs-Früherkennung

  Wahlweise jährlicher Test auf verstecktes Blut im Stuhl oder
  erstmalig eine Darmspiegelung

- **Ab 55 Jahren:**

  Darmkrebs-Früherkennung

  Zwei Darmspiegelungen im Abstand von zehn Jahren,
  dazwischen und danach alle zwei Jahre Test auf verstecktes
  Blut im Stuhl

- **Ab 60 Jahren:**

  Hausarzt: Grippeschutz-(Influenza-) und Pneumokokken-
  Impfung

- **Ab 65 Jahren:**

  Einmalig Ultraschalluntersuchung zur Früherkennung einer
  Erweiterung der Bauchschlagader

Ein Patient hat in diesem Zusammenhang mein Kfz-Beispiel aufgegriffen und behauptet: »Abgasuntersuchung hatte ich schon, jetzt brauche ich noch TÜV.« Eine Darmspiegelung war demnach bereits durchgeführt worden, aber die übrige Früherkennung stand noch aus. Der Urologe kümmert sich im Rahmen der gesetzlich geregelten Krebsfrüherkennungs-untersuchung nämlich nicht nur um die Prostata, sondern vorsorglich auch um die »Kanalisation in Darmstadt«, wie ein Patient es beschrieb, und zwar durch Auswertung einer Stuhl-probe und durch Überweisung zur Darmspiegelung.

Die gesetzlichen Krankenkassen bieten dieses Basisprogramm kostenfrei zur Krebsfrüherkennung an. Prostata-, Hoden- und Darmkrebs können durch diese Untersuchungen oftmals frühzeitig entdeckt werden. Was aber ist mit den übrigen urologischen Organen wie Nieren und Harnblase? Und was ist mit den Frauen? Hier kommt ein Tierchen ins Spiel, das Sie vermutlich bislang noch nicht mit medizinischen Untersuchungen in Verbindung gebracht haben: der Igel. Was zunächst recht putzig klingt, kann manchmal ein bisschen piesacken, und zwar in Ihrem Portemonnaie. Gemeint sind nämlich sogenannte Individu-elle Gesundheitsleistungen (IGeL), die über den Rahmen der Früherkennung hinausgehen und von den gesetzlichen Kran-kenkassen nicht bezahlt werden, weil die Datenlage nicht aus-reichend ist, um einen generellen Einsatz (und die Kosten-übernahme) zu befürworten. Wir sprechen hier von Laborwerten wie zum Beispiel dem Prostatakrebswert PSA (prostataspezifisches Antigen), da ist er wieder, oder bestimm-ten Urinkrebstests. Auch eine Ultraschalluntersuchung der urologischen Organe muss selbst bezahlt werden. Ob man diese individuellen Leistungen in Anspruch nimmt, muss jeder für sich entscheiden.

»Meine Stuhlprobe muss wohl auf dem Postweg geklaut worden sein.«

Dabei sollten Sie vielleicht bedenken, dass ein Igel im Garten als Nutztier gilt, weil er manch ungeliebtes Kleingetier entdeckt und vertilgt. Wer sich also mehr als den tastenden Finger und den Griff in die Leisten leisten möchte, muss diese Untersuchungen selbst zahlen. Irreführend ist jedoch der Gedanke, man könne sich mit den Zusatzleistungen einen Normalbefund erkaufen: »Ich komme zu Ihnen nur unter der Bedingung, dass Sie nichts finden!«

Habe ich schließlich eine Vorsorge-Untersuchung durchgeführt, die erfreulicherweise ohne Befund abgeschlossen werden konnte, geht meine Aufklärungsarbeit allerdings oft noch weiter. Zum Beispiel bei folgenden Missverständnissen. Ich: »Also, ich habe bei Ihnen nichts Schlimmes gefunden.«

»Dann nehme ich das große Untersuchungsprogramm – mit Pi, Pa – und Po!«

Antwort-Variante 1: »Ist das jetzt gut oder schlecht?«

Antwort-Variante 2: »Dann war das also gerade rausgeworfenes Geld!?«

Damit kann ich noch ganz gut leben. Sagt jedoch ein Patient: »Wenn ich merke, dass ich Krebs habe, komme ich wieder«, dann muss ich dieser Bemerkung entschieden widersprechen. Auch bei einmalig unauffälliger Früherkennung sollte die Prostatakrebs-Vorsorge in regelmäßigen Abständen wiederholt werden – was einen meiner Patienten zu folgender Aussage drängte: »Mensch, Herr Doktor! Man merkt doch erst, wie schnell so ein Jahr umgeht, wenn der Urologe wieder in einen eindringt.« Manche Praxen haben zur Erinnerung ein Recall-System etabliert, andere wiederum nicht: »Ich habe ja zweieinhalb Jahre auf Ihren Rückruf gewartet, und da dachte ich: Jetzt rufst du da mal an!« Das nenne ich Eigenverantwortung!

Und Sie, geehrte Leserinnen und Leser? Immer noch am Zweifeln? Ich hieße nicht Pies, wenn ich nicht weiter an meinem Versuch festhalten würde, Sie – ob Mann oder Frau – für die Krebsfrüherkennungsuntersuchung zu motivieren. Und, wie Sie inzwischen bemerkt haben werden: Wenn es hilft, bin ich mir auch für einen Spruch nicht zu schade. Ein vorläufig letzter ist dieser: »Bevor Sie umkommen vor Sorge, kommen Sie lieber zur Vorsorge!«

Geht den Mann an: Prostatakrebs

Prostatakrebs ist die häufigste Tumorerkrankung des Mannes in Deutschland. Pro Jahr erkranken weit über 50 000 Männer daran. Wenn Sie sich das bildlich vorstellen, entspricht das jedes Jahr einem ausverkauften Fußballstadion voller neu diagnostizierter Prostatakrebspatienten. Im Sterblichkeits-Ranking belegt er »nur« den dritten Platz, hinter Lungen- und Darmkrebs. Das deutet einerseits auf wirksame Behandlungs-möglichkeiten hin, andererseits zeigt es auch den oft langsamen Verlauf einer Prostatakrebserkrankung. Prostatakrebs ist bei Männern unter 40 Jahren extrem selten, aber dann steigt die Wahrscheinlichkeit, an Prostatakrebs zu erkranken, stark an. Das durchschnittliche Alter bei Diagnose liegt in Deutschland bei 72 Jahren. Bei jedem sechsten Mann wird irgendwann im Leben Prostatakrebs festgestellt, aber zum Glück stirbt nur jeder 33. daran. Pathologen vermuten sogar, dass fast alle Männer ab 50 winzige Prostatakarzinome mit sich herumtragen. Dazu passt die Erkenntnis, dass sich bei vielen verstorbenen Männern Prostatakrebs finden lässt, der zu Lebzeiten nicht auffällig geworden war und das Leben der Betroffenen nicht beeinflusst hatte. Das Vorhandensein die-ses sogenannten latenten (stummen) Prostatakarzinoms steigt mit dem Alter an auf Werte von bis zu 60 % bei über 80-Jährigen.

Der größte Risikofaktor ist das männliche Geschlecht, denn Frauen haben keine Prostata. So meinte eine weibliche Patien-tin: »Mein Vater ist an Prostatakrebs gestorben.« – »Das tut mir leid, aber Sie haben ja zum Glück keine Prostata.« – »Ich möchte es aber trotzdem kontrolliert haben.«

Männer, deren Väter oder Brüder an einem Prostatakrebs erkrankt sind, haben ein erhöhtes Risiko, selbst an Prostatakrebs zu erkranken, was darauf hindeutet, dass Vererbung eine Rolle spielt. Von einer familiären Veranlagung spricht man dann, wenn drei Verwandte ersten oder zweiten Grades betroffen sind (also Vater, Sohn, Bruder, Neffe oder Onkel), beziehungsweise bei zwei Fällen, die jünger als 55 Jahre alt sind. Das Risiko erhöht sich dann je nach Verwandtschaftsgrad und Anzahl der Erkrankten auf das Doppelte bis 3,5-Fache. Dennoch treten die meisten Prostatakrebserkrankungen bei Männern ohne familiäre Vorgeschichte auf. Der Anteil der familiär bedingten Prostatakrebserkrankungen liegt bei nur etwa 10 %.

In Asien, Mittelamerika und Südamerika ist Prostatakrebs weniger verbreitet. Er tritt am häufigsten in Nordamerika, Nordwesteuropa, Australien und auf den karibischen Inseln auf. Eine intensivere Früherkennung auf Prostatakrebs in den Industrieländern macht sicher einen Teil des Unterschieds aus. Aber auch innerhalb Europas ist ein Nord-Süd-Gefälle zu beobachten, was auf klimatische Einflüsse oder Lebensstil-Faktoren hindeuten kann. In nördlichen Ländern ist die Erkrankung häufiger als in den Mittelmeerländern. Auch in Amerika wurde beobachtet, dass Männer, die weiter nördlich leben, ein höheres Risiko haben, an Prostatakrebs zu sterben, als Männer aus dem Süden. Ursächlich geht man davon aus, dass eine Verringerung des Sonnenlichts und damit ein Vitamin-D-Mangel das Risiko für Prostatakrebs erhöhen könnten.[24] Besonders häufig ist Prostatakrebs bei afroamerikanischen Männern, die zum Zeitpunkt der Diagnosestellung auch tendenziell jünger sind. Hier spielen sicher die Gene die entscheidende Rolle. So wurden bei Patienten afrikanischer Abstammung vermehrt Veränderungen auf dem langen Arm des Chromosoms 8 gefunden. Vererbte Veränderungen der Gene HOXB13 oder

BRCA1/2, die bei Frauen mit einem erhöhten Risiko für Brust- und Eierstockkrebs verbunden sind, können auch das Prostatakrebsrisiko bei Männern erhöhen.

Neben der Vererbung kommt es auf Lebensstil und Ernährung an. Männer, die fettleibig sind, also einen Body-Mass-Index (BMI) von 30 oder höher haben, entwickeln möglicherweise ein erhöhtes Risiko für Prostatakrebs. Die genauen Zusammenhänge sind noch nicht klar. Als Ursachen werden ein vermindertes Testosteron, eine Umwandlung von Testosteron in Östrogen im Fettgewebe, eine Insulinresistenz und eine vermehrte Bildung entzündungsfördernder Hormone (Adipokine) diskutiert. In Japan, wo die Ernährung weniger auf Fleisch und gesättigten Fettsäuren als auf Pflanzen, Ballaststoffen und Fisch basiert, erkranken etwa zehnmal weniger Männer an Prostatakrebs als in den USA. Wandert aber ein Japaner in die USA aus, so hat er nach einiger Zeit das gleiche Risiko wie ein Einheimischer.[25] Eine neuere Studie fand einen Zusammenhang zwischen fettreichem Milchkonsum und der Entwicklung beziehungsweise dem Fortschreiten von Prostatakrebs.[26]

Was Sie selbst tun können

- Wenig Milch, viel Sonne, so viel scheint klar.
- Eine spezifische Prostata-Diät existiert nicht (es gibt aber allgemeine Tipps, siehe hierzu die Empfehlungen auf Seite 109).
- Eine besondere Schutzwirkung wird für Lycopin aus Tomaten vermutet. Die empfohlene Dosis von 10 mg pro Tag steckt in etwa 200 g frischen Tomaten. In konzentrierten Produkten wie Ketchup oder Tomatenmark ist sie noch höher.
- Sulforaphan aus Brokkoli soll sogar bei bestehendem Prostatakrebs die Metastasierungsrate senken. Für die Tagesdosis von 60 mg Sulforaphan müsste man allerdings 500 g Brokkoli verzehren. Alternativ kann man auf Extrakte zurückgreifen.

Häufig werden in Gewebeproben, die Prostatakrebs zeigen, begleitende Entzündungsherde gefunden. Zu einer Assoziation mit Harnwegsinfektionen oder sexuell übertragbaren Krankheiten wie Chlamydien oder insbesondere HPV gibt es also Hinweise, jedoch noch keine Beweise. An dieser Stelle mal eine gute Nachricht: Eine hohe monatliche Ejakulationsfrequenz geht mit einem statistisch signifikant niedrigeren Prostatakrebsrisiko einher. Mindestens 21 Samenergüsse pro Monat senken das Risiko um über 20 %, wie eine amerikanische Studie zeigen konnte.[27] Harte Arbeit also, aber trotzdem: Samenerguss schützt vor Krebs! Als mögliche Erklärung wird die Ausscheidung entzündlicher und schädlicher Substanzen mit dem Ejakulat angeführt.

Studien zu Bewegung und Prostatakrebsrisiko haben gezeigt, dass Männer unter 65, die regelmäßig Sport treiben, ein um 10 % geringeres Risiko für Prostatakrebs haben. Wenn bereits eine Prostatakrebserkrankung besteht, kann man auf jeden Fall durch regelmäßige intensive sportliche Betätigung nachgewiesenermaßen das Sterberisiko absenken.

Prostatakrebs kann im Rahmen der »Vorsorge« so früh entdeckt werden, dass er heilbar ist. Einige Prostatakrebsarten sind aggressiv und wachsen schnell, die meisten jedoch sehr langsam. Viele der heutzutage entdeckten Prostatakarzinome haben eine gute Prognose. Beim lokal begrenzten Prostatakarzinom, das sich bislang nur innerhalb der Prostata ausgebreitet hat, ist eine Heilung in mehr als 70 % der Fälle möglich. Diese Ausgangssituation versetzt uns Urologen in eine äußerst schwierige Lage: Es gilt nämlich, nur die wirklich behandlungsbedürftigen Karzinome herauszufischen und dem Patienten bei der Behandlung möglichst wenig zu schaden.

In dem Zusammenhang fällt mir ein: Der Chirurg Julius Hackethal, der in den 1980ern durch seine Bücher zu einem der bekanntesten Mediziner in Deutschland wurde, prägte im Zusammenhang mit der Prostata den Begriff »Haustierkrebs«, den man lieber in Ruhe lassen solle. Seine Kritik richtete sich auch gegen Urologen, die jeden Prostatakrebs vorschnell mit einer, in seinen Augen, übertriebenen Therapie behandelten. Er sprach von »misshandeln«. Seine Worte: »Laufen Sie, so schnell Sie können, wenn Sie einen Urologen sehen.« Er selbst hat urologische Vorsorge anders interpretiert. Die Legende besagt, dass er im Krieg den Stahlhelm vom Kopf genommen hat, um damit seine Geschlechtsteile zu schützen. Die Zeiten haben sich dramatisch gewandelt, das grundlegende Problem ist aber noch nicht wirklich gelöst.

Um das Dilemma zu verstehen, muss ich Ihnen nun endlich den PSA-Wert vorstellen: Das prostataspezifische Antigen, kurz PSA, ist ein Eiweiß, das in der Prostata gebildet wird und als Enzym zur Verflüssigung des Ejakulats nach dem Samenerguss dient. Über eine einfache Blutentnahme aus einer Armvene kann die Konzentration des PSA im Blut gemessen werden. Das Ergebnis wird in Nanogramm pro Milliliter (ng/ml) angegeben. Man muss zur Blutentnahme nicht nüchtern erscheinen. Das Blut sollte abgenommen werden, bevor der Arzt die Prostata mit dem Finger untersucht. Auch nach einer Ejakulation kann der PSA-Spiegel für 24–48 Stunden erhöht sein. Demnach sollten Sie zwei Tage vor dem Test enthaltsam sein.

Der PSA-Test ist ein sehr wichtiges Werkzeug, um Prostatakrebs früh zu entdecken, bevor eine weitere Verbreitung im Körper stattgefunden hat. Heutzutage werden neun von zehn Tumoren der Prostata durch diesen Wert entdeckt. Im Blut von Männern mit einer gesunden und nicht vergrößerten Prostata wird nur sehr wenig PSA gefunden. Es gibt keinen strengen Normalwert. In die Beurteilung des Wertes fließen das Alter, der Ausgangswert bei der ersten Bestimmung, die Größe der Prostata und die Anstiegsgeschwindigkeit im Verlauf ein. Bei einer Prostatavergrößerung erscheint es logisch, dass eine größere Prostata mehr von diesem Eiweiß produziert als eine kleine Drüse. Ein anderer häufiger Grund für einen erhöhten PSA-Wert ist eine Entzündung der Prostata, die sogenannte Prostatitis. Jedoch muss immer auch ein Prostatakrebs (Karzinom) in Erwägung gezogen werden.

Generell besteht bei niedrigem PSA-Level nur ein geringes Prostatakrebsrisiko. Ein normaler PSA-Wert gibt dem Mann eine recht gute Gewissheit, dass kein Prostatakrebs vorliegt. Erhöhte Werte müssen zunächst durch eine erneute Kontrolle bestätigt werden, denn der PSA-Spiegel zeigt natürliche Schwankungen von bis zu 20 % und unterliegt wie erwähnt vielen Einflussfaktoren wie Alter, Prostatagröße, Entzündungen, Sex und möglicherweise Radfahren. In Krebsgewebe ist das Enzym zehnmal höher konzentriert als in gutartigem Gewebe. Insbesondere ein sehr hoher Wert oder ein schneller Anstieg des PSA-Spiegels müssen als Warnsignal für mögliche bösartige Veränderungen gelten.

Warum bezahlen die gesetzlichen Krankenkassen den PSA-Test dann nicht? Der Test hat auch Nachteile. Der PSA-Wert ist sehr sensibel. Ich sage zu meinen Patienten immer: Der Test ist »zu gut«. Er kann Prostatakrebs in sehr frühen Stadien anzeigen, was aber auch die Gefahr von Überdiagnosen und Übertherapie birgt. Es werden Prostatatumore entdeckt, die ohne den PSA-Test nie aufgefallen wären und zu Lebzeiten vielleicht nie zu Problemen geführt hätten. In dem Fall steht PSA eher für »Panik-stimulierendes-Antigen«. Statistisch muss man 781 Männer testen und davon 27 behandeln, um ein Leben zu retten. So können zwölf von 10 000 Männern vor einem Tod durch Prostatakrebs bewahrt werden, aber dafür werden 340 von 10 000 Männern potenziell unnötigerweise behandelt.

Der PSA-Test kann auch nicht zwischen aggressiven und harmloseren Krebstypen unterscheiden. Ebenso kann (in seltenen Fällen) trotz PSA-Testung ein Prostatakrebs übersehen werden oder trotz erhöhten PSA-Spiegels manchmal kein Karzinom gefunden werden.

Nach Einschätzung des Institutes für Qualität und Wirtschaftlichkeit im Gesundheitswesen (IQWiG) wiegt der Nutzen diesen potenziellen Schaden nicht auf. Daher wird die PSA-Bestimmung derzeit in Deutschland von den Kostenträgern nicht übernommen und muss im Einzelfall mit etwa 25–35 Euro inklusive Beratung als individuelle Gesundheitsleistung (IgeL) selbst bezahlt werden. Die Deutsche Gesellschaft für Urologie hingegen empfiehlt eine Bestimmung des PSA-Wertes bei Männern in einem Alter zwischen 45 und 70 Jahren, die eine Lebenserwartung von noch mindestens zehn Jahren haben. Bei einer familiären Vorbelastung sollte der Wert schon ab dem 40. Lebensjahr regelmäßig bestimmt werden. Dieser Empfehlung schließe ich mich hiermit nachdrücklich an! Wichtig ist die ärztliche Beratung über Sinn und Nutzen sowie mögliche Folgen. Das Sicherheitsbedürfnis und die Persönlichkeit des Patienten müssen mit einbezogen werden. Schließlich muss jeder Mann selbst zwischen der Gefahr einer möglichen Überbehandlung und der Chance, einen Tod durch Prostatakrebs abzuwenden, abwägen.

Welches Vorgehen empfiehlt sich konkret zur Früherkennung?

- Beginn der PSA-Früherkennung ab 45 (bei familiärer Belastung ab 40)
- Bei Ausgangs-PSA unter 1 ng/ml: Kontrolle alle vier Jahre
- Bei Ausgangs-PSA 1–2 ng/ml: Kontrolle alle zwei Jahre
- Bei Ausgangs-PSA über 2 ng/ml: Kontrolle einmal pro Jahr
- Ende der PSA-Früherkennung, wenn der PSA mit über 70 Jahren noch unter 1 ng/ml liegt

Zudem kann man weitere Faktoren mit ins Kalkül ziehen. Durch Einbeziehung von Alter und Prostatagröße in die Bewertung des PSA-Wertes ist es möglich, unnötige Biopsien zu vermeiden, ohne behandlungsbedürftige Prostatakarzinome zu übersehen. Die PSA-Velocity beschreibt die Anstiegsgeschwindigkeit des PSA-Wertes bezogen auf den Zeitraum von einem Jahr. Sie sollte nicht über 0,75 ng/ml pro Jahr liegen. Die Berechnung erfolgt auf der Basis von mindestens drei Werten. Die PSA-Dichte beschreibt das Verhältnis des PSA-Wertes zur Größe der Prostata. Eine gutartige Vergrößerung erhöht den PSA-Wert um circa 10 % ihres Volumens. Oder anders formuliert: Als grobe Faustregel gilt 1 ng PSA/ml pro 10 g Prostatagewebe. Bei einem Prostatagewicht von 50 g kann also ein PSA-Wert von etwa 5 ng/ml erwartet werden.

Orientierende altersabhängige PSA-Grenzwerte:

- < 50 Jahre: < 2,5 ng/ml
- 50–59 Jahre: < 3,5 ng/ml
- 60–69 Jahre: < 4,5 ng/ml
- 70–79 Jahre: < 6,5 ng/ml

Und irgendwann soll man mit der Bestimmung des Wertes auch wieder aufhören. Es wird empfohlen, ab Mitte/Ende 70 oder bei einer vermuteten Lebenserwartung von unter zehn Jahren keinen PSA-Wert mehr zu bestimmen. Nicht selten bekomme ich nach dieser Argumentation von meinen älteren

Patienten zu hören: »Soso, Herr Doktor, Sie haben mich also aufgegeben.« Keineswegs! Daher mein Statement: PSA ja, aber alles zu seiner Zeit. Derzeit ist der PSA-Wert eindeutig das Beste, was wir diagnostisch in der Hand haben.

Und dann gibt es noch das »freie PSA«. PSA kann entweder frei im Blut schwimmen oder an andere Eiweißmoleküle gebunden sein. Der Anteil des freien PSA wird oft als Ratio oder Quotient bezeichnet. Das freie PSA gibt zusätzlich hilfreiche Informationen. So gilt ein hoher freier Anteil von über 20–25 % als unverdächtig, während ein Zusammenhang zwischen einem niedrigen freien PSA unter 10 % und einem aggressiveren Prostatakarzinom in Studien nachgewiesen werden konnte.

»Mit 86 müssen Sie aber keinen PSA-Wert mehr bestimmen lassen.«

»Doch, ich muss den ja immer meiner Frau vorweisen.«

Wollen Sie meine persönliche Meinung lesen? PSA kann Leben retten, aber auch Lebensqualität zerstören. Wir Urologen müssen lernen, richtige Kandidaten für den Test intelligent herauszufiltern und diese aufrichtig zu beraten. Andere Laborwerte sind in der Erprobung. Die Zukunft gehört sicher den molekulargenetischen Markern, die ein höheres Krebsrisiko und ein aggressiveres Tumorverhalten vorhersagen könnten. Im Moment ist das jedoch noch Zukunftsmusik.

Viel schlechter als die PSA-Statistiken sind hingegen die Daten beim rektalen Abtasten der Prostata mit dem Finger, auch digital-rektale Untersuchung genannt. Sie erinnern sich: die »Hafenrundfahrt« aus dem Vorsorge-Kapitel. Obwohl sich der Krebs meistens in der Schale unserer Apfelsine entwickelt, ist die Entdeckungsrate mit dem tastenden Finger erschreckend gering. Warum wird diese Untersuchung also noch von den Krankenkassen empfohlen und bezahlt? Ganz einfach: Sie kostet nix. Den Patienten natürlich schon – sie kostet viel

Überwindung, und den Arzt kostet sie Zeit. Das anale Eingehen könnte also schon bald in die Annalen eingehen. Möglicherweise hilft uns ja ein Finger in Zukunft auf andere Art und Weise weiter. In diesem Fall allerdings nicht der Finger des Untersuchers, sondern der des Patienten selbst. Im Jahr 2010 sorgten britische Forscher mit einer hochrangig publizierten Studie für Aufsehen: Ist nämlich der Zeigefinger der rechten Hand länger als der Ringfinger, ist das Risiko, an einem Prostatakrebs zu erkranken, um ein Drittel geringer.[28] Und? Sie haben es doch sofort überprüft. Wie ist das Ergebnis?

Vielleicht werden wir aber auch in Zukunft als Alternative zum PSA in jeder urologischen Praxis einen Hundezwinger vorfinden. Italienische Forscher konnten nämlich zeigen, dass Hunde Prostatakrebs sowie auch andere bösartige Erkrankungen mit einer sehr hohen Genauigkeit zum Beispiel an einer Urinprobe erschnüffeln können.[29] Sollten sich diese Ergebnisse bestätigen lassen, bin ich äußerst gespannt auf die praktische Umsetzung. Muss dann jeder Urologe im Rahmen seiner Ausbildung zum Hundehalter und Tiertrainer ausgebildet werden? Zahlt die Krankenkasse das Hundefutter? Sollen die Tiere in der Praxis gehalten werden, oder gehen Sie, lieber Patient, zur Vorsorge in den Zoo oder ins Tierheim und pieseln dort ins Gehege? Wir werden sehen. Fruchtfliegen sollen im Übrigen ähnliche Fähigkeiten haben. Doch hier fehlt mir leider die Fantasie, wie die praktische Umsetzung aussehen könnte.

Sie werden sich fragen: Könnte man Prostatakrebs denn nicht einfach im Ultraschall sehen? Meine Antwort: Nicht zuverlässig! Im transrektalen Ultraschall (TRUS) sind nur zwei Drittel aller Prostatakarzinome sichtbar, nicht-tastbare Tumore sogar nur in einem Drittel der Fälle. Bei dieser Untersuchung wird mit einer gut fingerdicken Ultraschallsonde die Prostata vom After her beurteilt. Wenn der Tumor sichtbar ist, kann der TRUS helfen, die Größe, Lage und Ausdehnung des

Tumors zu bestimmen und zu klären, ob der Tumor die Prostatakapsel durchbrochen hat. Sichtbare Tumore können dann zielgenau biopsiert werden.

Eine deutlich bessere Bildgebung bietet das Magnetresonanztomogramm (MRT). Dabei werden mithilfe von Radiowellen und starken Magneten detaillierte Bilder von Weichteilen im Körper erzeugt. Die Untersuchung findet in einer Magnetröhre statt und dauert circa 30 Minuten. In der Regel wird das Kontrastmittel Gadolinium gespritzt, um Details besser erkennen zu können. Bei einer neueren MRT-Technik wird ein Standard-MRT mit zusätzlichen Messungen kombiniert (multiparametrisches MRT, mpMRT). Beispielsweise kann die Diffusion von Wassermolekülen (diffusionsgewichtetes MRT) oder die Passage von Kontrastmittel (dynamisch kontrastverstärktes MRT) in Tumorgewebe verändert sein. Die Ergebnisse werden mithilfe des sogenannten Prostate-Imaging-Reporting-and-Data-System (PI-RADS) beschrieben. Die Skala reicht von PI-RADS 1 (signifikanter Krebs sehr unwahrscheinlich) bis zu PI-RADS 5 (signifikanter Krebs sehr wahrscheinlich). Seit 2022 spricht sich die Europäische Kommission für ein MRT im Rahmen der Früherkennung aus, wenn aufgrund des PSA-basierten Screenings ein erhöhtes Krebsrisiko zu vermuten ist.

Wenn in der MRT-Voruntersuchung auffällige Herde gesehen wurden, so kann in einer zweiten Sitzung das MRT während einer Prostatabiopsie verwendet werden, um die Nadeln gezielt an die suspekten Stellen der Prostata zu führen. Dies wird in dem gleichen Röntgeninstitut wie die Erstuntersuchung durchgeführt und ist technisch anspruchsvoll und zeitaufwendig. Die Entdeckungsrate gegenüber der herkömmlichen Biopsie ohne vorherige Bildgebung kann so um etwa 10 % gesteigert werden. Allerdings werden noch immer 10–20 % der relevanten Karzinome auch in einem MRT nicht erkannt.

Eine systematische Biopsie bleibt also unverzichtbar. Für die Zukunft gibt das MRT großen Anlass zur Hoffnung, dass man aggressive und nicht-aggressive Tumore alleine durch die Bildgebung zuverlässiger voneinander unterscheiden kann.

Sollte aufgrund des PSA-Wertes, des Tastbefundes oder der Bildgebung (TRUS, MRT) der Verdacht auf das Vorliegen eines Prostatakrebses bestehen, und sollten sich aus einer möglichen Krebsdiagnose Konsequenzen für die Behandlung ergeben, so wird die Entnahme von Gewebe aus der Prostata zur mikroskopischen Untersuchung empfohlen. Eine Gewebeentnahme ist und bleibt derzeit die einzige Möglichkeit, um Prostatakrebs sicher zu diagnostizieren. Die Untersuchung hat den furchteinflößenden Namen »Prostatastanzbiopsie« oder kurz »Stanze«.

»Meinen Sie nicht, ein MRT wäre noch hochprozentiger?«

Sie wird über die gleiche Ultraschallsonde wie beim TRUS vom After her durchgeführt. Zunächst wird die Prostata über eine sehr dünne Nadel mit einem lokalen Betäubungsmittel schmerzunempfindlich gemacht. In Einzelfällen kann auch eine kurze Vollnarkose erfolgen. Dann wird unter Ultraschall-Sichtkontrolle eine Hohlnadel durch die Sonde oder an ihr entlang bis zur Prostata geführt. Über eine Art Schussgerät mit Rückholmechanismus wird die Hohlnadel sehr schnell in das Prostatagewebe vor- und zurückgeführt. So werden feine Gewebezylinder aus der Prostata heraus»gestanzt«, daher der Name. Um über alle Areale der Prostata eine repräsentative Aussage machen zu können, werden mindestens zwölf Stichproben an festgelegten Stellen systematisch entnommen und getrennt zur feingeweblichen Untersuchung geschickt. Die Anzahl der zu entnehmenden Proben kann auch höher sein. Das hängt von der Prostatagröße ab.

Das Verfahren ist weit verbreitet und sicher. Die häufig geäußerte Angst vor der »Verschleppung« von Tumorzellen im Stichkanal oder vor dem »Aufwecken eines schlafenden Tumors« ist bei der Prostatabiopsie nicht begründet. Weil der Eingriff über den Enddarm erfolgt, können aber Darmbakterien in die Prostata oder in die Blutbahn gelangen und Fieber verursachen. Um einer bakteriellen Infektion vorzubeugen, wird vor dem Eingriff ein Antibiotikum gegeben. Da eine zunehmende Resistenz von Bakterien gegen die gängigen Antibiotika zu verzeichnen ist, wird in den letzten Jahren auch häufiger der »sauberere« Zugangsweg zur Prostata über den Damm zwischen Hodensack und After gewählt. Nach der Biopsie können Blutbeimengungen im Urin, im Stuhl und im Ejakulat auftreten. Dies geschieht häufig, ist aber völlig harmlos und beruhigt sich in der Regel nach wenigen Tagen.

Die Gewebezylinder schaut sich der Pathologe dann sorgfältig unter dem Mikroskop an, um nach bösartig veränderten Zellen zu suchen. Falls der Pathologe im entnommenen Gewebe Karzinomzellen findet, bestimmt er daran die Bösartigkeit der Zellen, den sogenannten »Gleason-Score«. Die Bösartigkeit wird hier auf einer Skala von 6 bis 10 angegeben. Außerdem werden die Anzahl der befallenen Stanzen und die Menge des befallenen Gewebes, die »Tumorlast«, bestimmt. So wird die Lokalisation und Ausdehnung des Krebses in der Prostata möglichst genau beschrieben. Zudem macht der Pathologe eine Aussage zu einer möglichen Infiltration der prostataversorgenden Blutgefäße und der Nervenscheiden. Aus allen Informationen ergibt sich zusammen mit dem vorherigen PSA-Wert die Einteilung in Risikogruppen. Diese Risikoeinschätzung gibt dann wiederum vor, ob eine weitere Röntgendiagnostik notwendig ist und welche Therapieoptionen angeboten werden können.

Wenn die Diagnose »Prostatakrebs« gestellt wurde, die wichtigste Botschaft vorweg: Keine Panik! Ruhe bewahren! Klar, eine Krebsdiagnose ist zunächst immer beängstigend. Aber gerade bei Prostatakrebs ist eine differenzierte Betrachtung notwendig, da es sehr unterschiedliche Ausprägungsformen gibt. In den allermeisten Fällen ist Prostatakrebs gut behandelbar, sehr oft sogar heilbar. Es gibt nach der Diagnose immer genügend Zeit, die notwendigen Zusatzuntersuchungen zu machen. Und erst wenn alle Informationen über die Art von Prostatakrebs und sein Wachstum vorliegen, kann man beurteilen, ob und wie schnell und wie aggressiv die Behandlung erfolgen sollte. In die Entscheidung fließen natürlich auch das Alter, der allgemeine Gesundheitszustand und die Abwägung zwischen Heilungschancen und der Gefahr von Nebenwirkungen ein.

Prostatakrebs kann in die benachbarten Samenblasen oder in die Harnblase einwachsen. Auch eine Streuung über Lymphbahnen oder die Blutbahn ist möglich. Selten streut Prostatakrebs in andere Organe oder die Lunge, häufiger jedoch in das Knochensystem. Daher muss je nach Risikoprofil der gesamte Körper auf mögliche Absiedlungen untersucht werden. Die Gesamtheit dieser Untersuchungen nennt man auch »Staging«.

Im Detail: Eine Computertomografie verwendet Röntgenstrahlen aus einer Röntgenröhre, die sich in einem Ring um den Körper bewegt. So werden detaillierte Querschnittsbilder des Körpers erstellt. Dies kann hilfreich sein, um festzustellen, ob sich Prostatakrebs in nahe gelegene Lymphknoten ausgebreitet hat. Die Empfindlichkeit zur Entdeckung befallener Lymphknoten liegt allerdings nur knapp über 50 %, da diese erst ab einer bestimmten Größe gesehen werden können. Ein weiterer Nachteil dieser schmerzfreien Untersuchung ist die damit verbundene Strahlenbelastung. Da ein jodhaltiges Kontrastmittel gegeben wird, müssen vor der Untersuchung die Schilddrüsen- und Nierenwerte im Blut bestimmt werden.

Um nach Knochenabsiedlungen zu suchen, ist eine Untersuchung namens Skelettszintigrafie oder kurz »Knochenscan« notwendig. Dazu wird eine kleine Menge eines schwach radioaktiven Materials (meist markiertes Technetium) in die Blutbahn gespritzt. Das Material lagert sich in beschädigten Knochenbereichen im gesamten Körper an. Eine spezielle Kamera erkennt die Radioaktivität und erstellt ein Übersichtsbild des Skeletts. Die Strahlenbelastung ist dabei eher gering. Allerdings dauert die Untersuchung mehrere Stunden. Da auch starker Gelenkverschleiß, alte Knochenbrüche oder Entzündungen in der Untersuchung »leuchten« können, sind manchmal ergänzende Röntgenaufnahmen notwendig, um einen Verdacht zu bestätigen oder auszuschließen.

Nach Abschluss aller Zusatzuntersuchungen wird das Ausmaß des Krebses nach der sogenannten TNM-Klassifikation beschrieben. Dabei steht T für die Tumorgröße, N für Noduli (Lymphknotenabsiedlungen) und M für Metastasen, also Fernabsiedlungen in anderen Körperbereichen. Unter Hinzunahme von PSA-Wert und Gleason-Score erfolgt dann eine Einteilung in Risikogruppen, um die Behandlungsoptionen zu bestimmen. Die Risikogruppen reichen von geringem Risiko bis zu hohem Risiko.

Nun liegt die Herausforderung für den Urologen darin, je nach Größe und Aggressivität des Tumors, Alter und Zustand des Patienten das richtige Behandlungsverfahren anzubieten. Der Prostatakrebs kann zum Beispiel so klein und wenig aggressiv sein, dass eine Behandlung nicht notwendig ist und stattdessen eine »aktive Überwachung« sinnvoll wäre.

Für aggressivere Formen gibt es verschiedene Operationsverfahren bis hin zu Bestrahlungsverfahren von innen und außen. Angesichts des breiten Behandlungsspektrums fällt die Therapieentscheidung häufig schwer. Nehmen Sie sich dafür die Zeit, die Sie brauchen, Ihr Urologe wird Sie beraten. Folgen Sie dem Motto: »Keine Entscheidung über mich ohne mich.«

Wichtig ist, dass Arzt und Patient vor einer möglichen Behandlung gemeinsam das Behandlungsziel klar definieren: Möchte man eine Heilung durch Operation oder Bestrahlung?

Oder eine Heilung nur wenn nötig im Rahmen einer aktiven Überwachung? Oder bevorzugt man zum Erhalt der Lebensqualität nur eine Linderung von Beschwerden ohne heilende Absicht durch kontrolliertes Abwarten und eventuell eine Hormontherapie? Welche möglichen Nebenwirkungen ist man bereit, zur Erreichung dieses Zieles kurzzeitig und eventuell auch langfristig auf sich zu nehmen?

Bei niedrigem und mittlerem Risiko haben Sie in der Regel mehrere Wochen Zeit, sich die Therapieentscheidung reiflich zu überlegen. Bei hohem Risiko kann man die Zeit bis zur endgültigen Therapieentscheidung mit einer Hormontherapie überbrücken. Viele Männer holen sich noch weitere Expertenmeinungen ein. Es gibt zertifizierte Prostatakrebszentren, in denen Urologen, Krebsspezialisten (Onkologen) sowie Strahlentherapeuten fachübergreifend eng zusammenarbeiten. Diese Fachleute können Ihnen die Vor- und Nachteile der einzelnen Therapieoptionen detailliert erklären.

»Wenn Sie drei Ärzte fragen, bekommen Sie vier Meinungen. Und dazu kommt ja dann noch meine eigene.«

Vor der Entscheidung müssen auch die letzten Zweifel und Unklarheiten ausgeräumt werden. Sie sollten alle Ergebnisse und Therapieoptionen sowie die möglichen Konsequenzen verstanden haben. Zwei von drei Patienten informieren sich auch online. Die Patientenakademie der Deutschen Urologen hat ausführliche Informationsvideos und eine sehr nützliche individualisierte Entscheidungshilfe entwickelt. Neben den Tumordaten werden dabei Ihr Alter, die Begleiterkrankungen, die Sexualfunktion, Probleme beim Wasserlassen, die psychische Belastung und Ihre persönlichen Präferenzen berücksichtigt. Nähere Informationen zu den Videos und zu den Entscheidungshilfen finden Sie auf der Website der Patientenakademie unter: www.entscheidungshilfe-prostatakrebs.info

Auch wenn das für den Laien oft schwer verständlich erscheint: Nicht jeder Prostatakrebs muss behandelt werden! Für Patienten mit niedrigem Risikoprofil wurde das Therapiekonzept der aktiven Überwachung oder englisch »active surveillance« eingeführt. Männer mit einem kleinen Krebs, der die Prostata nicht verlassen hat, der sehr langsam wächst und keine Symptome verursacht, sind prinzipiell für dieses Vorgehen geeignet. Dabei wird der Prostatakrebs nur kontrolliert. Es erfolgt ein engmaschiges Monitoring mit regelmäßigen PSA-Tests, digital-rektalen Untersuchungen, Ultraschall und wiederholten Biopsien. Ergänzend wird in bestimmten Abständen eine multiparametrische Magnetresonanztomografie (mpMRT) durchgeführt.

Negative Auswirkungen einer aktiven Therapie auf die Sexualfunktion, auf das Wasserlassen oder den Stuhlgang sollen so vermieden werden. Sollte der Tumor im Laufe der Zeit wachsen oder aggressiver werden, muss allerdings eine Behandlung empfohlen werden. Nur jeder dritte Patient benötigt in einem Zeitraum von zehn Jahren eine OP oder Bestrahlung. Aber die Kontrollen können aufwendig und belastend sein. Die meisten Männer wechseln doch irgendwann zu einer aktiven Therapie, weil sie die Tatsache, einen unbehandelten Krebs in sich zu tragen, psychisch auf Dauer nicht ertragen können. In der Summe kommt es bei etwas mehr als der Hälfte der Männer in diesem Zeitraum zu einem Strategiewechsel zu einer aktiven Therapie. Die Entscheidung zwischen Operation und Bestrahlung als Ersttherapie im lokal begrenzten Stadium ist eine sehr grundlegende, für die Sie sich ausreichend Zeit nehmen sollten! Hier die notwendigen Hintergrundinformationen:

Jeder auf die Prostata begrenzte Tumor kann prinzipiell operiert und potenziell geheilt werden. Dies gilt vom Grund-

»Insgesamt ist meine Krankheit noch erschwinglich.«

satz her für alle Risikogruppen. Prognostisch besonders günstig ist die Ausgangssituation, wenn der PSA-Wert unter 10 ng/ml liegt und die Prostatakapsel nicht durchbrochen ist. Aber auch Männer mit lokal fortgeschrittenen Hochrisikotumoren können unter Umständen von einer Operation profitieren. Als Voraussetzung sollten der körperliche Zustand und das Alter vermuten lassen, dass noch eine Lebenserwartung von mindestens zehn Jahren besteht.

Eine vollständige Entfernung von Prostata und Samenblasen wird auch als Radikaloperation oder »Ratzekahl-OP«, wie ein Patient es nannte, bezeichnet. Dieser relativ große Eingriff hat das Ziel einer vollständigen Heilung des Tumors. Dabei werden die Prostata und der durch die Prostata verlaufende Anteil der Harnröhre sowie die beiden Samenblasen komplett entfernt. Benachbarte Organe sowie Blutgefäße und Nervenbahnen werden nach Möglichkeit geschont. Wenn die Prostata entfernt ist, wird eine neue Verbindung zwischen dem Blasenhals und dem Harnröhrenstumpf geschaffen. Bis diese Nahtstelle stabil abgeheilt ist, muss für einige Tage ein Harnröhrenkatheter eingelegt werden. Nach der Organentfernung beurteilt der Pathologe erneut die Bösartigkeit und Ausdehnung des Tumors sowie insbesondere die Schnittränder auf Tumorfreiheit.

Sie mögen sich fragen: Warum muss denn bei einer Operation die gesamte Prostata entfernt werden? Und warum die Samenblasen? Erstens wäre eine Teilentfernung der Prostata technisch sehr anspruchsvoll und kaum durchführbar. Zweitens zeigen sich in der Gewebeuntersuchung oft auch an anderen Stellen in der Prostata kleine Krebsherde, sodass eine Teilentfernung auch unter dem Aspekt der Heilung zweifelhaft erscheint. Drittens bilden Prostata und Samenblasen sozusagen eine Organeinheit, und viertens hätten die Samenblasen nach Entfernung der Prostata funktionell ohnehin keine Bedeutung mehr.

Die OP-Verfahren unterscheiden sich vorwiegend durch technische Aspekte. Das Prinzip der kompletten Organentfernung unter Schonung der benachbarten Strukturen ist bei allen Operationsmethoden das gleiche. Es gibt die klassische Schnittoperation über den Unterbauch mit einem Zugang zwischen Nabel und Schambein sowie die »Schlüssellochchirurgie« über Bauchspiegelung (Laparoskopie), meist mit Unterstützung durch einen OP-Roboter.

Ein Roboter? Interessant! Was passiert da genau? Bei diesem Verfahren macht der Operateur mehrere kleine Schnitte im Unterbauch, durch die er eine 3-D-Kamera und spezielle chirurgische Werkzeuge in den Bauchraum einführt. Die Instrumente steuert er allerdings nicht manuell, sondern über Roboterarme von einer Konsole aus. Er muss also rein theoretisch gar nicht im Operationssaal sein.

»Operieren Sie jetzt auch im Homeoffice?«

Die Vorteile sind eine dreidimensionale Sicht bei zehnfacher Vergrößerung sowie zitterfreie Bewegungen der Instrumente. Dadurch sind Blutverlust und Schmerzmittelbedarf geringer, und der Krankenhausaufenthalt ist kürzer. Auch die Potenz und die Kontinenz scheinen sich nach aktueller Datenlage bei der Roboter-Methode schneller zu erholen. In Deutschland werden mittlerweile mehr als die Hälfte aller Operationen roboterassistiert durchgeführt.

Nun zu den gefürchteten Nachteilen: Nach einer Operation kann auch ein unverletzter Schließmuskel anfangs »überfordert« sein. Außerdem können Probleme mit der Urinspeicherung auftreten. Mit gezieltem Training und medikamentöser Unterstützung bessert sich der Urinverlust in der Regel innerhalb einiger Wochen oder Monate. In der Regel wird daher nach der OP eine dreiwöchige »Reha« empfohlen.

Drei Monate nach der Operation hat noch die Hälfte der Männer mehr oder weniger Probleme mit der Urinkontrolle. Nach fünf Jahren sind es noch etwa 10 %.

Und dann noch die Angst vor einer Impotenz: Die Erektion wird von zwei Gefäß-Nervenbündeln kontrolliert, die auf beiden Seiten entlang der Prostata zum Penis verlaufen. Wenn der Krebs in der vorherigen Biopsie nur in einem Seitenlappen der Prostata festgestellt wurde, kann versucht werden, dieses Nervengeflecht auf der Gegenseite zu schonen, bei kleinen Karzinomen manchmal auch beidseitig. Hierdurch kann die Chance auf einen Potenzerhalt erhöht werden. Leider ist die Impotenzrate nach OP noch immer relativ hoch. Selbst Zentren mit sehr viel Erfahrung in nervenerhaltenden Operationstechniken erreichen nur Potenzraten von 30–50 %. Auch hier spielt das Alter die wichtigste Rolle. Ob eine Erektionsstörung nach der OP auftritt, hängt von Faktoren wie Vorerkrankungen (beispielsweise Zuckerkrankheit), Medikamenteneinnahme (zum Beispiel Betablocker gegen Bluthochdruck) und dem Erektionsvermögen vor der OP ab. Fast alle Männer müssen mit einer gewissen Abnahme direkt nach der OP und einer nur langsamen Besserung der Erektionsfähigkeit im weiteren Verlauf rechnen. Außerdem kann es durch die OP zu einer Verkürzung des Penis um 1–2 cm kommen.

Nach einer Totaloperation ist kein Samenausstoß mehr möglich, da die samenbildenden Drüsen entfernt und die vom Hoden kommenden Samenleiter verschlossen sind. Das Gefühl eines Orgasmus kann hingegen auch ohne Erektion und Ejakulation erhalten bleiben. Auf den Stuhlgang hat die OP nur selten Auswirkungen.

»Als ich die Prostata noch hatte, machte der Stuhlgang mehr Spaß.«

Alternativ zu einer Operation kann die Prostata auch bestrahlt werden. Die Strahlentherapie verwendet energiereiche Strahlen, um Krebszellen abzutöten. In den meisten Fällen sind die Heilungschancen einer Strahlentherapie gleichwertig zur Operation, alleine das Nebenwirkungsspektrum unterscheidet sich. Durch die fortschreitende technische Entwicklung ist die Strahlentherapie in den letzten Jahren viel genauer, effektiver und schonender geworden. Man unterscheidet eine äußere (externe) Bestrahlung durch die Haut von einer inneren Bestrahlung, bei der die Strahlenquelle in die Prostata gegeben wird. Die Höhe der verabreichten Strahlendosis wird in der Einheit Gray (Gy) angegeben.

Wie läuft eine Bestrahlung von außen ab? Zunächst wird zur dreidimensionalen Planung eine Computertomografie (CT) des Beckens durchgeführt. Anhand dieser Bilder kann der Bestrahlungsplan erstellt werden. Die festgelegte Gesamt-Strahlendosis wird dann auf viele einzelne Termine verteilt. In der Regel wird über sieben bis neun Wochen lang an fünf Tagen pro Woche ambulant behandelt. Die Gesamtdosis sollte mindestens bei 74–78 Gy liegen, nur bei Patienten der Niedrigrisikogruppe kann die Dosis auch etwas niedriger sein. Eine einzelne Bestrahlungssitzung ist schmerzfrei und erfolgt innerhalb weniger Minuten in Rückenlage, während sich das Bestrahlungsgerät um das Becken bewegt. Während der Bestrahlung wird die Lage der Prostata regelmäßig kontrolliert. Manchmal werden hierzu vorher kleine, im Röntgen sichtbare Marker (Goldseeds) in die Prostata implantiert.

Bei der inneren Bestrahlung muss die Prostata in Narkose punktiert werden, um die Strahlenquellen über Nadeln in die Prostata einzubringen und von innen wirken zu lassen. Der Begriff »Brachytherapie« bedeutet Kurzdistanztherapie, das heißt, die Strahlung legt im Gewebe nur eine sehr kurze Strecke zurück. Auf diese Weise kann auf sehr kleinem Raum eine hohe Strahlendosis abgegeben und eine Schädigung nahe gelegener gesunder Gewebe reduziert werden. Man unterscheidet zwei Arten dieser Therapie. Bei der alleinigen Brachytherapie werden kleine »Seeds« (Samen) dauerhaft in der Prostata platziert, während bei der kombinierten Brachytherapie die Strahlenquelle nur für einen begrenzten Zeitraum in der Prostata verbleibt und die restliche therapeutische Dosis dann über eine zusätzliche äußere Bestrahlung zugeführt wird.

Dann hat eine Bestrahlung also weniger Nebenwirkungen als die Operation? Nicht zwingend. Zum Beispiel ist das Risiko für Komplikationen beim Wasserlassen erhöht, wenn vor der Bestrahlung bereits Probleme bestanden. Beschwerden beim Wasserlassen mit brennenden Schmerzen oder Blut im Urin berichten fast 40 % der bestrahlten Männer. Bei bis zu sieben von 100 Männern kommt es zu häufigen Toilettengängen, gelegentlich mit unkontrolliertem Urinabgang. Insbesondere nach einer Brachytherapie kann die Prostata durch die notwendigen Punktionen anschwellen und einen akuten Harnverhalt verursachen. Man kann den Harnfluss durch eine Medikation mit Alphablockern verbessern. Eine Strahlentherapie kann zu Müdigkeit führen, die möglicherweise erst einige Wochen oder Monate nach Beendigung der Behandlung verschwindet. Etwa ab der vierten Behandlungswoche können akute Reaktionen wie Rötungen der Haut im Einstrahlungsgebiet oder Reizungen von Nachbarorganen wie Harnblase oder Enddarm auftreten. Dies kann beispielsweise zu Durchfall führen, manchmal mit Blut im Stuhl, was etwa bei jedem zehnten Mann auftritt (sogenannte Strahlenproktitis). Nach einer Bestrahlung bessern sich akute Probleme mit dem Wasserlassen oder dem Stuhlgang normalerweise mit der Zeit.

Auch durch eine Strahlentherapie kann es zu einer Schädigung von Blutgefäßen, Nerven und dem Schwellkörpergewebe des Penis kommen, da diese teilweise im Bestrahlungsfeld liegen. Probleme mit der Erektionsfähigkeit treten meist nicht direkt nach der Strahlentherapie auf, sondern entwickeln sich langsam im Laufe der Zeit. Dies unterscheidet sich von der Operation, bei der die Potenzstörung sofort auftritt und sich mit der Zeit eher bessert. Die Impotenzrate liegt bei der Bestrahlung nach zwei bis drei Jahren bei 25–40 %. Nach weiteren Jahren ist sie ungefähr genauso hoch wie nach einer Operation.

Jeder dritte bis vierte Mann muss nach einer OP oder Bestrahlung mit einem Wiederauftreten des Krebses, einem sogenannten »Rezidiv« rechnen. Etwa die Hälfte aller Rückfälle tritt bereits in den ersten beiden Jahren nach der Behandlung auf. Es gibt allerdings auch Spätrezidive nach vielen Jahren.

»Hatten Sie denn Nebenwirkungen von der Bestrahlung?«

»Ja, früher hatte ich fünf Haare auf der Brust, die sind jetzt ausgefallen.«

Definition Rezidiv
- nach OP: PSA > 0,2 ng/ml
- nach Bestrahlung: PSA-Anstieg von mind. 2 ng/ml über den tiefsten Wert

Sehr alte Patienten und Männer mit fortgeschrittenen Erkrankungen werden medikamentös behandelt. Hierzu stehen dem behandelnden Arzt verschiedene Hormontherapien, Chemotherapien und neue medikamentöse Ansätze zur Verfügung. Eine Absenkung des Testosteronspiegels durch eine »Drei-Monats-Spritze« kann ein Prostatakarzinom verkleinern oder zumindest ein Fortschreiten von Prostatakrebs verhindern oder verlangsamen. Eine Heilung ist dadurch nicht möglich, weil nicht alle Karzinomzellen verschwinden. Die Wirkung hält für einen begrenzten Zeitraum von etwa zwei Jahren an, in einigen Fällen länger. Danach vermehren sich jene Tumorzellen, die auch mit geringen Hormonmengen oder komplett hormonunabhängig wachsen. Eine Hormonentzugstherapie kann deutliche Auswirkungen auf die Lebensqualität haben. Es kommen nach spätestens vier Monaten bei fast allen Männern störende Hitzewallungen zustande. Dies passiert, weil das Zwischenhirn durch die Hormontherapie »verwirrt« ist und Probleme mit der Regulation der Körpertemperatur hat. Im Laufe der Zeit nimmt die Rate der Hitzewallungen meist etwas ab. Wegen der fehlenden Testosteronwirkung beklagen fast alle Männer ein reduziertes sexuelles Verlangen mit Erektionsstörungen und eine Verkleinerung von Hoden und Penis. Meist ist ein Wachstum und eine vermehrte Empfindlichkeit des Brustgewebes (Gynäkomastie) zu verzeichnen, ebenso ein Verlust von Muskelmasse bei gleichzeitiger Gewichtszunahme. Da es auch im Gehirn Testosteronrezeptoren gibt, können depressive Verstimmungen und Gedächtnisstörungen auftreten. Selbst das Demenzrisiko scheint verdoppelt. Es kann mit zunehmender Therapiedauer zu einer Knochenverdünnung (Osteoporose) bis hin zu Knochenbrüchen kommen. Jeder zweite Mann bekommt erhöhte Blutfettwerte, erhöhte Blutzuckerwerte und eine verminderte Anzahl roter Blutkörperchen (Anämie). Wenn auch nicht alle, so haben doch einige Untersuchungen gezeigt, dass das Risiko für Bluthochdruck, Schlaganfall, Herzinfarkt und sogar den Tod durch Herzerkrankungen bei Männern über 65 Jahren, die mit Hormontherapie behandelt werden, erhöht ist.

Es gibt seit wenigen Jahren mehrere neue Hormontherapien in Tablettenform, die die Produktion und die Wirkung von Testosteron zusätzlich

»Ich bekomme noch meine Entmannungsspritze.«

unterdrücken können und bei Metastasen oder einem Fortschreiten des Krebses eingesetzt werden. Auch eine Chemotherapie wird dann eingesetzt, wenn der Krebs Metastasen gebildet hat oder nicht mehr auf die Hormonentzugstherapie anspricht. Die Wirkung beruht auf einer Blockierung der Zellteilung aller schnell wachsenden Zellen im Körper. Neuere Studien haben gezeigt, dass eine Chemotherapie auch lebensverlängernd sein kann, wenn sie im Falle von Metastasen bereits zu Therapiebeginn oder innerhalb der ersten vier

Monate zusammen mit der Hormontherapie verabreicht wird. Das Sterberisiko für die nächsten zwei Jahre wird so um 20–30 % reduziert. Bei Prostatakrebs werden Einzelsubstanzen verwendet. In den meisten Fällen ist Docetaxel das erste verabreichte Chemo-Medikament.

Weitere Hintergründe zur Prostata gibt's in meinem Buch *Fokus Prostata!*

ANTENNE DES HERZENS: Penis und Sex

Harte Fakten: Die männliche Sexualfunktion

Beginnen wir dieses Kapitel mit knallharten Fakten zu Anatomie und Funktion: Der Penis besteht aus zwei derben Schwellkörpern an der Oberseite und dem etwas weicheren Harnröhrenschwellkörper, der auch die Eichel bildet, an der Unterseite. Um eine Erektion zu erreichen, müssen mehrere Voraussetzungen erfüllt sein: Ein hormonelles Gleichgewicht muss für die nötige Bereitschaft sorgen. Ja genau, die Lust, also die Libido, muss da sein. In Gehirn beeinflusst Testosteron die Bildung der für die Erektion verantwortlichen Botenstoffe. Besonders in unserem unteren Rückenmark, wo das Erektionszentrum liegt, gibt es sehr viele Testosteronrezeptoren. Von hier aus wird der Erektionsnerv N. pudendus stimuliert, der wiederum unsere Beckenbodenmuskulatur aktiviert und eine Blockade des Blutabflusses aus dem Penis und aus den Schwellkörpern bewirkt. Zudem entspannen sich die Muskelzellen in den Penisgefäßen, und der Blutzufluss wird erhöht. Der Schwellkörper wird dadurch vergrößert, die blutabführenden Venen werden abgedrückt. Auf diese Weise sammelt sich in den Schwellkörpern im erigierten Zustand bis zu 40-mal mehr Blut als im schlaffen Zustand, und der Penis wächst um das Drei- bis Vierfache an. Was dann passiert, überlasse ich der

Fantasie eines jeden Einzelnen. Jedenfalls gipfelt die wie auch immer gestaltete Aktivität in der Regel in einem Orgasmus, der von einem Samenerguss begleitet wird. Um den Höhepunkt zu erreichen, müssen im Gehirn einige Teile abgeschaltet werden, darunter das Gefahren- und Alarmzentrum und die Areale für Unsicherheit und Besorgnis. Vor der Ejakulation machen sich Samenflüssigkeiten aus Prostata und Samenblasen zusammen mit den Spermien, die im Nebenhoden gelagert wurden, auf den Weg. Für die Ejakulation selbst benötigen wir aber kein Hirn, der Befehl »Feuer frei« kommt aus dem besagten Erektionszentrum im Rückenmark. Beim Erguss verschließt sich dann der innere Schließmuskel zur Blase hin, und der äußere Schließmuskel zur Harnröhre wird geöffnet. Durch wellenartige Bewegungen der beteiligten Muskeln an Samenleiter und Prostata wird das Ejakulat mit Unterstützung des Beckenbodens in mehreren Portionen in Abständen von circa einer Sekunde aus der Harnröhre geschleudert. Ein männlicher Orgasmus dauert im Schnitt sechs Sekunden, bei Frauen sind es hingegen 23 Sekunden. Um die Erektion schließlich wieder abzubauen, ist das Enzym Phosphodiesterase 5 (PDE-5) notwendig. Das erwähne ich deshalb, weil wir gleich noch über die Wirkung von Viagra reden müssen …

»Wie funktioniert es mit der Potenz?«

»Frau und Freundin sind zufrieden.«

Tendenz steigend: Erektionsstörungen

Keine Regung trotz Erregung. Als habe jemand den Stecker gezogen. Nichts geht mehr, beziehungsweise nichts steht mehr. Ja, es ist leicht, über Erektionsstörungen Witze zu machen – bis man selbst davon betroffen ist. Dann hört der Spaß schnell auf. Und zwar im doppelten Sinne. Unter Impotenz oder erektiler Dysfunktion (ED) verstehen wir Mediziner eine gestörte oder fehlende Erektion trotz sexueller Erregung. Laut der medizinischen Definition besteht eine Impotenz dann, wenn die Symptome mindestens sechs Monate andauern und einen befriedigenden Geschlechtsverkehr in über 70 % der Versuche verhindern.

Fast jeder zweite Mann über 50 leidet irgendwann in seinem Leben an solchen Erektionsstörungen, Tendenz steigend.[30] Das entspricht etwa sechs bis acht Millionen Männern in Deutschland. Das Sprichwort »Je älter der Bock, desto steifer das Horn« gilt nur im Tierreich. Beim Mann scheint es genau umgekehrt zu sein.

»Das mit der Potenz überlasse ich mittlerweile anderen.«

Dennoch kann sich ein Behandlungswunsch auch im höheren Alter noch erhärten. Laut einer australischen Studie ist jenseits des 75. Lebensjahres noch die Hälfte aller Männer sexuell aktiv. Ein solcher 76-jähriger Patient berichtete mir: »Mir ist die Frau abgehauen, und Neuwagen kriegt man ja in meinem Alter keinen mehr. Aber die Gebrauchten sind alle schon gut eingefahren.«

Aber nur schätzungsweise jeder Zweite von uns Männern konsultiert eine Ärztin oder einen Arzt, denn viele Betroffene haben bei einem so sensiblen Thema wie Erektionsstörungen eine hohe Hemmschwelle.[31] Trotzdem: Der kleine Wicht ist uns Männern wichtig, sehr wichtig, äußerst wichtig. In vielen Fällen schickt sogar die Frau ihren Mann aus höchst eigennützigen Motiven zum Urologen. Und sollte der Mann das Thema doch aus freien Stücken selbst in Angriff nehmen, leitet er oft mit blumigen Umschreibungen zum Problem hin. Und das führt je nach beruflichem und sozialem Hintergrund zu sehr bildgewaltigen Gesprächseröffnungen:

»Mein Zweizylinder mit Einspritzer läuft nicht mehr richtig.« (Automechaniker?)

Oder: »Mein privater Personennahverkehr wird bestreikt.« (Lokführer?)

Oder: »Mein Stück Fleisch fällt immer runter.« (Metzger?)

Oder: »Mein Penis feiert jeden Tag Totensonntag.« (evangelischer Geistlicher?)

Alles sehr unromantisch. Aber es geht noch trockener:

»Unser Familienbetrieb wurde eingestellt.« (Unternehmer?) In jedem Fall schloss ich daraus, dass es dem *Mittelstand* schlecht ging.

In manchen Patienten schlummern aber auch ungeahnte poetische Talente: »Untenrum ist einfach keine Fröhlichkeit mehr da.«

Oder: »Mein Freund hängt an mir.« Ich erwiderte dann mitfühlend: »Verstehe. Und lässt Sie hängen. Schöner Freund.«

Aber auch wir Ärzte müssen uns an die eigene Nase fassen und unsere Kommunikation verbessern. Betroffene werden oft schnell mit den gängigen Potenzpillen »abgespeist«. Wir neigen in der Medizin noch immer dazu, nur das akute Problem anzugehen, anstatt den Blick zu weiten und den Mann umfassend zu betrachten. Vielen Ärzten fehlt es im Praxisalltag an der Zeit, um mit dem Patienten ausführlich über die zugrunde liegenden Zusammenhänge und die Notwendigkeit einer Lebensstiländerung zu reden. So werden schwerwiegende Risikofaktoren oft nicht entdeckt oder behandelt. Auch Hormonstörungen, eine Depression oder andere Ursachen können nur durch ein ausführliches Gespräch und gezieltes Nachfragen ans Licht gebracht werden.

Denn Erektionsstörungen sind sehr ernst zu nehmen, da sie mögliche Vorboten von Herz-Kreislauf-Ereignissen wie Herzinfarkt oder Schlaganfall sein können. Wie bei fast allen Funktionsstörungen des Körpers können die Ursachen einer Impotenz äußerst vielfältig sein. Organische Ursachen finden sich oft am Blutgefäßsystem. Durchblutungsstörungen sind der mit Abstand häufigste Grund für eine Impotenz. Da die tiefen Penisarterien nur einen Innendurchmesser von 1–2 mm haben und somit zu den empfindlichsten Blutgefäßen im männlichen Körper zählen, kommt es hier zu sehr frühzeitigen Symptomen beispielsweise von Gefäßverkalkungen.[32] Die Abnahme der Elastizität der Blutgefäße mit dem Alter führt dazu, dass sich die Arterien nicht mehr so gut erweitern können. Etwa ab dem 60. Lebensjahr wird der Penis häufig durch diese Änderungen der Durchblutung und der Gewebeelastizität etwas kürzer und nimmt im Umfang ab.

Auch die Blutfette spielen eine Rolle. In einer Studie hatten 42 % der Männer mit ED erhöhte LDL-Cholesterinspiegel im Blut. LDL ist das »böse Cholesterin«, das so klein ist, dass es in die Gefäßwände eindringen kann. Überschüssiges LDL-Cholesterin wird so in den Arterienwänden abgelagert und kann sich mit anderen Substanzen zu sogenannten Plaques verbinden. Es entsteht eine Arteriosklerose, die das Innere der Arterie verengen und den Blutfluss beispielsweise zum Herzmuskel oder eben zum Penis behindern kann.

Die mit Abstand größten Negativfaktoren für die Blutgefäße sind jedoch … Achtung, ich nenne Ihnen jetzt die drei wirklich größten Übel: Zigaretten, Rauchen und Nikotin. Ich kann es gar nicht oft genug sagen. Eigentlich weiß jedes Kind, dass Zigaretten äußerst ungesund sind. Trotzdem sind manche Patienten überrascht, wenn sie nach jahrelangem Rauchen zum Beispiel Lungen- oder Blasenkrebs bekommen. Wenn Sie 20 Jahre lang mindestens eine Schachtel pro Tag geraucht haben (sogenannte *pack-years*), werden Sie den Zusammenhang mit Ihrer Potenzstörung nicht mehr leugnen können. Typischerweise beginnt die Raucherkarriere in den Teenagerjahren und führt spätestens nach 30–35 Jahren zu starken Funktionseinschränkungen, von denen meist als Erstes die erektile Funktionsstörung auftritt. Nehmen Sie dieses Signal wahr und ernst! Die Impotenz fungiert hier quasi als Frühwarnsystem. Für uns Mediziner ist der Penis sozusagen die »Antenne des Herzens«. Wenn Sie jetzt irgendwie ein mulmiges Gefühl bekommen haben, können Sie Ihr Herzinfarktrisiko für die nächsten zehn Jahre selbst bei der Assmann-Stiftung für Prävention auf der Seite www.assmann-stiftung.de unter »PROCAM-Studie« mit dem PROCAM-Schnelltest abschätzen. Mein dringender Rat: Bei einem Ergebnis mit einem Herzinfarktrisiko über 10 % in zehn Jahren sollten Sie Ihren Arzt konsultieren![33]

Ist nach einiger Überzeugungsarbeit meinerseits im Patienten die Entscheidung gereift, den Nikotinkonsum einzustellen, so soll natürlich das, was in über 30 Jahren angerichtet wurde, möglichst innerhalb weniger Tage wieder behoben werden und sich am besten in Rauch auflösen – pardon: normalisieren.

Ich: »Rauchen Sie noch?« – Patient: »Ja, aber nicht mehr ständig.« Schwacher Trost. Zündet nicht wirklich. Langjähriges Rauchen kann zudem die Penisgröße um bis zu einem Zentimeter verringern. Bei dieser Androhung spitzt der Mann hingegen die Ohren. Umgekehrt kann ein Nikotinverzicht die Tumeszenz, also die Fähigkeit des Penis, kräftig anzuschwellen, auch wieder verbessern.[34]

Zum Rauchen kommen viele weitere Krankheiten, für deren Entstehung wir durch eine ungesunde Lebensweise selbst Verantwortung tragen. Ungesund leben heißt: Wir ernähren uns schlecht, bewegen uns nicht, haben Übergewicht und trinken überdurchschnittlich viel Alkohol – bis schließlich alle Sünden in einer münden. Den Übergewichtigen, die nun scherzhaft behaupten, das Volumen des Bauchraums könne als wirkungsvoller Kompressor für den Penis dienen, muss ich deutlich widersprechen. Das Gegenteil ist der Fall. Insbesondere Übergewicht als Risikofaktor ist häufig mit anderen Krankheiten wie Zucker, Fettstoffwechselstörungen und Bluthochdruck assoziiert. Darüber hinaus führt überschüssiges Körperfett zu niedrigen Testosteronspiegeln, was wiederum zur Verstärkung der Potenzstörungen führt, denn unser Bauchfett produziert das Enzym Aromatose, welches das männliche Testosteron in weibliches Östrogen umwandelt. Bei den Stoffwechselerkrankungen ist in erster Linie die Zucker-krankheit (Diabetes mellitus) zu nennen. Auch bei diesem Thema herrscht eine große Ahnungslosigkeit. So meinte ein Patient: »Ich hab 'nen Blutzucker von 100 Dezibel.« Fast hätte ich in dieser Lautstärke losgelacht. Aber das Ganze ist eben nicht zum Lachen. Die Zuckerkrankheit zählt nämlich zu den Volkskrankheiten, ebenso wie Fettstoffwechselstörungen, Übergewicht und Bluthochdruck. Eine einheitliche Definition dafür, was eine Volkskrankheit ist, gibt es nicht. Ich würde es so beschreiben: eine Krankheit, die im Volk sehr verbreitet ist, nicht aber in dessen Bewusstsein.

Eine sehr zwiespältige, weil dosisab-hängige Wirkung hat bekannterweise Alkohol, er erhöht das Verlangen, verhindert aber den Vollzug. Dies beschrieb schon Shakespeare so: »Die Wollust, Sir, ruft er hervor und sie zurück.« Und was Drogen angeht, machen wir's kurz: Jeglicher Konsum von Heroin, Kokain, Marihuana, Methadon oder synthetischen Drogen kann die Blutgefäße schädigen, den Blutfluss zum Penis einschränken, die Psyche stören oder den Hormonhaus-halt beeinträchtigen. Amphetamine beispielsweise verdoppeln das Impotenzrisiko![35] Anabolika, wie zu Dopingzwecken ein-genommenes Testosteron, führen dazu, dass dem Gehirn vor-gegaukelt wird, es gäbe schon genug männliche Hormone im Körper. Die körpereigene Produktion wird dann zurückgefah-ren. Also: Lassen Sie es besser sein!

Hinzu kommen mehr als 200 Arten von verschreibungs-pflichtigen Medikamenten, die als Nebenwirkung das Risiko bergen, Potenzstörungen zu verursachen. Negativen Einfluss haben insbesondere Antidepressiva, Antipsychotika oder hor-monelle Therapien, wie sie zum Beispiel gegen Prostatakrebs eingesetzt werden. Die am häufigsten verschriebenen Mittel mit Nebenwirkungen auf die Potenz sind Blutdrucksenker.

»Bei mir wurde Diabetes festgestellt, aber ich habe das abgelehnt.«

Von Männern mit Bluthochdruck, die mindestens sechs Monate lang mit Betablockern wie Atenolol, Metoprolol oder Bisoprolol behandelt werden, zeigen fast zwei von drei dieser Patienten das Vorkommen einer erektilen Dysfunktion. Daher bezeichnete ein Patient diese Medikamente als »Hammer-Hemmer«.

Kommen wir noch zu den Störungen der Nervenversorgung. Der Erektionsvorgang wird vor allem über das Gehirn und die Nerven im Rückenmark und im kleinen Becken gesteuert. Daher kann die Störung auf mehreren Ebenen liegen. Häufige Krankheiten, die mit einer Störung des Gehirns einhergehen, sind Schlaganfall, Multiple Sklerose (MS), Alzheimer-Krankheit und Demenz oder eine Parkinson-Krankheit. Und Schädigungen des Rückenmarks entstehen oft bei Verletzungen oder Einengungen des Spinalkanals, beispielsweise durch Bandscheibenvorfälle, die bis zur Querschnittlähmung gehen können. Eine häufige Ursache für eine Schädigung der haarfeinen Nerven im kleinen Becken sind wir Urologen selbst, nämlich durch Operationen oder Bestrahlungen bei Prostata-, Blasen- oder Darmkrebs. Insbesondere bei einer Prostataentfernung oder einer Operation am Enddarm können genau jene Nervenbahnen beschädigt werden, die für die Erektion unverzichtbar sind. Und, ach ja, noch was: Studien zeigen eine höhere Rate an Erektionsstörungen bei Radfahrern, abhängig von der Sitzdauer und dem Druck im Dammbereich durch einen zu schmalen Sattel. Der genaue Mechanismus dahinter wird noch diskutiert.

Es geht noch weiter: Hormonstörungen werden beim alternden Mann in etwa 10 % der Fälle als Ursache der Impotenz identifiziert.[36] Wie schon erwähnt, hat Testosteron auf mehreren Ebenen einen wichtigen Einfluss auf die Erektion. Es steuert die Libido, sorgt für den Beginn der Erektion und für die Reizüberleitung durch Neurotransmitter. Sogar am

Zielorgan, also an den glatten Muskelzellen in den Blutgefäßen des Penis, gibt es Testosteronrezeptoren. Ein Grund, an
dieser Stelle auf das Kapitel zum Testosteron und auf mein
Buch *Männer Ü50* zu verweisen!

Aber auch als junger Mann sollten Sie sich an dieser Stelle
nicht sorglos zurücklehnen. Gerade in jüngeren Jahren liegt es
nicht immer nur an körperlichen, sondern vermehrt auch an
psychischen Gründen, warum es mit dem Sex nicht funktioniert. Insbesondere unter 40 entstehen Potenzprobleme nicht
selten durch Stress, Versagensängste oder durch Nervosität
und Unerfahrenheit als Begleitumstand einer neuen Beziehung. In solchen Fällen kommt die Erektion oft normal, verschwindet aber, sobald man anfängt nachzu-
denken. Ein zunehmend zu verzeichnender
und übermäßiger Konsum von Pornogra-
fie schürt dabei unrealistische und überhöhte Erwartungen, so zumindest der Eindruck aus meiner täglichen Arbeit.

> »Gerade als er
> gerade war, brach er ein,
> was schade war.«

Wenn Sie noch nächtliche Spontanerektionen beziehungsweise Morgenerektionen haben und es bei der Masturbation
gut funktioniert, können Sie mit hoher Wahrscheinlichkeit
eine organische Ursache Ihrer Potenzstörung ausschließen.
Und wenn die Probleme plötzlich begonnen haben und in
ihrer Ausprägung wechseln, also situativ unterschiedlich
stark sind, deutet das ebenfalls eher auf eine Ursache im
Bereich der Psyche hin. Auch Belastungen außerhalb des pri-
vaten Umfelds, beispielsweise Angst um den Arbeitsplatz,
Mobbing oder finanzielle Probleme können als Ursache
infrage kommen. Stress oder belastende Lebensereignisse
triggern die Symptome, in ruhigeren Lebensphasen tritt dann
oft wieder eine Verbesserung ein. Als Ursache ist hier ein
Ungleichgewicht zwischen dem Stressnervensystem Sympathikus und dem Erholungsnervensystem Parasympathikus
anzusehen.

Das weite Feld der Partnerschaftsprobleme ist einer der häufigsten Gründe einer psychisch bedingten Erektionsstörung. Diese lassen sich am besten durch Patientensprüche beschreiben:

»Wenn die Nachfrage sinkt, reduziert man das Angebot.«

»Die Auswärtsspiele gewinne ich meistens, aber ich habe so eine gewisse Heimschwäche.«

»Wie funktioniert es mit der Potenz?« – »Das kommt drauf an, wem ich in die Hände falle.«

»Mit der Potenz läuft nix mehr, aber man kann ja auch so ein bisschen knuddeln.«

»Meine Potenz ist schlecht, aber das liegt am Ungeschick meiner Frau.«

Oder in der positiven Version: »Meine Frau muss ich nicht mehr anlernen. Wir sind seit 50 Jahren verheiratet.«

Lassen wir das mal so stehen und werfen kurz einen Blick auf die Diagnosemöglichkeiten. Zunächst wird Ihr behandelnder Arzt Sie nach allen oben aufgeführten Risikofaktoren befragen und den aktuellen Stand Ihrer Beschwerden erheben, etwa so: »Und, wie funktioniert es mit der Gliedversteifung?« – »Gut, ich habe ja Arthrose.« Allerdings darf man es mit der Ausführlichkeit der Befragung auch nicht übertreiben. Schon deshalb, weil der Patient ja irgendwann mal untersucht werden will. Selbstverständlich gehört die körperliche Untersuchung des Genitalbereichs und der Prostata zum Basisprogramm eines gründlichen urologischen Checks.

Die oben genannten Kriterien wie Körpergewicht und Blutdruck lassen sich ja relativ leicht bestimmen. Eine morgendliche Blutabnahme gibt zudem Aufschluss über den Hormonhaushalt und den Blutzuckerspiegel.

Eine Untersuchung der Nervenversorgung können Sie übrigens selbst zu Hause durchführen: Kneifen Sie (vorsichtig) mit zwei Fingern in die Eichel oder die Oberseite des

Penis. Wenn sich nun die Muskeln im Dammbereich reflexartig zusammenziehen (Bulbocavernosus-Reflex), ist die Nervenversorgung zwischen Penis und unterem Rückenmark intakt. Neben dieser grob-neurologischen Untersuchung kann in seltenen Einzelfällen eine spezialisiertere Diagnostik notwendig sein, etwa eine Messung der Durchblutung nach Injektion eines erektionsauslösenden Mittels (SKIT = Schwellkörperinjektionstestung).

»Dann müssten wir in diesem Zusammenhang noch Ihren Zucker untersuchen.«

»Ach, der zuckt schon lange nicht mehr.«

So, jetzt möchten Sie so langsam sicher gerne wissen, welche Behandlungsmöglichkeiten es denn gibt. Ein Patient war zu folgender Erkenntnis gekommen: »Man muss wat tun, sonst tut et et nit.« Besser kann ich es auch nicht zusammenfassen. Daher rate ich zunächst zu Alkohol- und Nikotinverzicht, der Regulation von Körpergewicht, Blutdruck und Zucker. Alleine schon eine Gewichtsreduktion kann Potenzstörungen verbessern, gemessen an einem standardisierten Fragebogen, dem International Index of Erectile Function (IIEF).[37] Und die wichtigste Therapie hat der Patient tatsächlich selbst in der Hand: Grob umrissen besteht die Therapie, die ich Ihnen auch ausführlich in meinem Buch *Potenz auf Rezept* vorstelle, aus fünf Säulen: Ein regelmäßig durchgeführtes Beckenbodentraining verlangsamt den Blutrückfluss aus dem Penis und hilft so, die Erektion länger zu halten.[38] Ausdauersport verbessert das gesamte Herz-Kreislauf-System und speziell die arterielle Sauerstoff- und Blutversorgung der Schwellkörper.[39] [40] Frei nach dem Motto: »Mit Bewegung zur Erregung«. Rund 40 Minuten Sport mindestens dreimal pro Woche steigern die Durchblutung und den Testosteronspiegel. Jede weitere halbe Stunde pro Tag senkt das Impotenzrisiko um weitere 40 %! Also: Fehlt es am Wind, so greife zum Ruder!

Allerdings kommt es auch auf die Wahl der Sportart an. Ich: »Machen Sie Sport?« – Patient: »Ja, Sauna.« Nun gut, was noch? Eine ausgewogene Ernährung bietet die Basis für einen gesunden Blutkreislauf und Stoffwechsel.

Achtsamkeitsübungen reduzieren die innere Anspannung und vermeiden eine Überaktivität des Stressnervensystems »Sympathikus«.[41] Das mentale Training hilft Ihnen dabei, die Signale des Körpers richtig wahrzunehmen. Außerdem wichtig: Sprechen Sie offen mit Ihrer Partnerin oder dem Partner über eventuelle Versagensängste!

> »Wenn die Kraft nicht reicht, muss die Kunst ersetzen.«

Und: Bleiben Sie sexuell aktiv! Use it or lose it! Der einfachste Weg, seine Sexualfunktion zu erhalten, ist Sex zu haben. Sex erhöht den Testosteronspiegel, und dieser steigert die Libido. Sex ist gut für Herz und Kreislauf, und Herz-Kreislauf-Gesundheit bedeutet auch sexuelle Gesundheit! Sex erhöht das allgemeine Wohlbefinden. Paare mit regelmäßigem Sex sehen durch weniger Stresshormone und eine bessere Verwertung von Vitalstoffen sogar jünger aus.

Man kann der Natur also auf die Sprünge helfen, natürlich … Die Liste der im Internet angebotenen pflanzlichen Potenzmittel ist lang. Leider liegen nur wenige Studien zu deren Wirksamkeit vor. Daher zähle ich Ihnen hier nur die gängigsten Präparate auf, mit Hinweisen darauf, wie sie den Stoffwechsel und letztlich den Blutfluss positiv beeinflussen. Insbesondere eine hohe Menge an Olivenöl soll hilfreich sein. Gesunde Omega-3-Fettsäuren finden Sie zudem vor allem in Fischsorten wie Hering, Lachs, Makrele oder Rotbarsch sowie in vielen anderen Ölen wie Leinöl, Walnussöl, Rapsöl oder Weizenkeimöl. Bei Männern, die sich an die sogenannte Mittelmeerdiät halten, kann sich eine Potenzstörung bessern.[42]

Wenn Sie gezielt etwas einnehmen möchten, kann ich L-Arginin empfehlen. Dieser Aminosäure werden potenzsteigernde Eigenschaften zugeschrieben, da sie für die Produktion von Stickstoffmonoxid (NO) im Körper sorgt. NO wiederum aktiviert ein Enzym für die Bildung des stark gefäßerweiternden Botenstoffes cyclisches Guanosinmonophosphat (cGMP). Beide Stoffe (NO und cGMP) sind für den Aufbau einer Erektion sehr wichtig.[43] L-Arginin findet sich in Erdnüssen, Mandeln, Kürbiskernen, Buchweizen, Hülsenfrüchten sowie Thunfisch, Hühner- und Rindfleisch. Es ist auch als Nahrungsergänzungsmittel erhältlich.

Koreanische Studien zeigten, dass Ginseng ähnlich wie L-Arginin für eine erhöhte Produktion von Stickstoffmonoxid (NO) im Blut sorgt und somit im Penis eine Gefäßerweiterung bewirken kann.[44] Sie müssen Ginseng aber über Wochen und Monate einnehmen, damit sich die erektile Funktion tatsächlich verbessert. In einigen Studien ist von täglichen Dosen von 3 x 1000 mg Ginseng die Rede. Außerdem wird Ginseng nachgesagt, dass er den Testosteronspiegel, die Libido und die Fruchtbarkeit positiv beeinflusst. In China ist Ginseng schon lange als luststeigerndes Mittel (Aphrodisiakum) bekannt. Das Wurzelpulver ist als Kapsel oder Tablette erhältlich. Diabetiker müssen vorsichtig sein, da eine Neigung zur Unterzuckerung beschrieben wurde.

Auch die Anthocyane genannten Pflanzenstoffe aus der Gruppe der Flavonoide fördern Studien zufolge die Blutzirkulation. Aus dem Griechischen übersetzt bedeutet das Wort »dunkelblaue Blüte«. Diese Stoffe sind demnach in allen Obst- und Gemüsesorten enthalten, die eine rotblaue Färbung aufweisen. Sie können mit dem Verzehr das Risiko einer erektilen Dysfunktion nachweislich verringern.[45] Anthocyane finden Sie in Obst (Brombeeren, Heidelbeeren, Himbeeren, Blaubeeren, Kirschen, Johannisbeeren, Sauerkirschen) und Gemüse (Auberginen, Rotkohl, rotem Paprika, roten Zwiebeln, Radieschen, Zitrusfrüchten).

Das blaue Wunder: Viagra

Es war das Jahr 1998, als unser Blauer Planet sein blaues Wunder erlebte. Mit der Einführung der sogenannten Phosphodiesterase(PDE)-5-Hemmer begann eine neue Zeitrechnung in der Behandlung von Potenzstörungen. Der populärste Vertreter dieser Stoffgruppe, Viagra, ist auch als die »blaue Pille« bekannt. Mit der Markteinführung dieses Wundermittels entstand eine Art Mythenbildung, oft verbunden mit großen Hoffnungen, zum Teil aber auch mit falschen Vorstellungen und unbegründeten Ängsten. Aufklärung ist an dieser Stelle vonnöten. Der Wirkstoff in Viagra heißt übrigens Sildenafil. Daher werden die Pillen im Patienten-Jargon gerne mal als »Sündenfall-Tabletten« bezeichnet.

Durch die Hemmung des Enzyms Phosphodiesterase 5 reichert sich bei sexueller Stimulation der Botenstoff cGMP vermehrt im Schwellkörper an. Dies führt zu einer Muskelentspannung in den Blutgefäßen und einem vermehrten Einströmen von Blut in den Schwellkörper. Die Erektion erfolgt schneller und kann länger aufrechterhalten werden.

Viagra kann seine Wirkung nur nach sexueller Stimulation entfalten, weil das oben beschriebene Enzymsystem zuerst durch Nervenreize aktiviert werden muss. Es entsteht entgegen der landläufigen Vorstellung keine spontane Erektion. Sie müssen also keine Angst haben, dass Sie plötzlich mit einer Erektion im Supermarkt stehen. Und Viagra ist auch kein Aphrodisiakum, denn auf den Hormonspiegel und das Lustempfinden hat es keinen direkten Einfluss. Die Gefahr einer Abhängigkeit im körperlichen Sinne besteht ebenfalls nicht, wenn auch einige Männer mit Versagensängsten aufgrund der zuverlässigen Wirkung auf diese Unterstützung aus psychologischen Gründen nicht mehr verzichten möchten. Meist kann man diese Männer über eine schleichende Dosisreduktion aber wieder »entwöhnen«. Viagra hilft immer dann gut, wenn der Erektionsstörung psychologische Probleme oder Durchblutungsstörungen zugrunde liegen. Hier beträgt die Ansprechrate über 70 %. Liegen hingegen Nervenschädigungen oder ein Hormonmangel vor, wirkt es in der Regel nicht so zuverlässig.

Und noch kurz einige Hinweise zur Dosierung von Viagra. Die höchste Dosis pro Tablette beträgt 100 mg. Darüber sollte man nicht hinausgehen. Die Tabletten sind gut teilbar. Viele Patienten kommen mit einer mittleren Dosis von 50 mg gut zurecht, einige benötigen sogar nur 25 mg. Viagra muss ärztlich verordnet werden und ist rezeptpflichtig. Die Kosten werden von den Krankenkassen nicht erstattet, liegen aber seit Ablauf des Patentschutzes je nach Packungsgröße nur noch bei gut 1 Euro pro Tablette. Da diese gut teilbar sind, kommen die Nutzer niedriger Dosierungen noch günstiger weg. Die Einnahme erfolgt mindestens 30–60 Minuten vor dem geplanten Geschlechtsverkehr. Die Tablette wird mit alkoholfreier Flüssigkeit eingenommen, denn Alkohol kann die Wirkung abmildern oder Nebenwirkungen verstärken. Durch fetthaltige Speisen wird die Aufnahme von Viagra in den Körper deutlich verlangsamt, daher wird ein Abstand von zwei Stunden zur letzten Mahlzeit empfohlen. Das Zeitfenster der Wirkung und somit für die Aufnahme einer sexuellen Aktivität beträgt circa vier Stunden. Bitte nicht mit der Wirkdauer verwechseln. Sie bekommen keine mehrstündige Dauererektion, wie die Mythenbildung um Viagra Sie glauben lassen könnte! Wem die Planerei zu lästig ist, der kann einmal täglich eine langwirksame Tablette mit dem Wirkstoff Tadalafil in einer niedrigen Dosierung von 5 mg einnehmen. Diese hat ein Wirk-Zeitfenster von bis zu 36 Stunden und ermöglicht so einen spontaneren Geschlechtsverkehr.

»Viagra wirkt. Aber meistens erst am nächsten Morgen. Na ja, wir haben ja Zeit.«

Die typischen Nebenwirkungen dieser Potenzmedikamente sind durch die Gefäßerweiterung zu erklären: Gesichtsrötung, eine verstopfte Nase, Sodbrennen oder Kopfschmerzen. So wusste ein Patient zu berichten: »Nach den Tabletten hatte ich Kopfdruck auf Knopfdruck.«

Die oftmals befürchtete Dauererektion ist hingegen ein eher seltenes Phänomen. Durch die Gefäßerweiterung kann der Blutdruck absinken, was zu Schwindel und Kreislaufproblemen führen kann. PDE-5-Hemmer dürfen daher erst frühestens sechs Monate nach einem Schlaganfall oder Herzinfarkt wieder genutzt werden! Und Viagra darf nicht eingenommen werden, wenn man generell zu sehr niedrigem Blutdruck neigt oder bestimmte Medikamente einnimmt, die Nitrate enthalten. Da Viagra auch das verwandte Enzym PDE-6 auf der Netzhaut des Auges hemmt, kann es selten zu einem Blauschleier beim Sehen kommen. Blaues Wunder halt!

Da noch keine abschließenden Daten zu Langzeitnebenwirkungen vorliegen, wird derzeit empfohlen, Viagra maximal dreimal pro Woche einzunehmen. In Amerika wurde über eine erhöhte Rate an Hörschädigungen berichtet.[46] Außerdem könnte ein bereits bestehender Hautkrebs (Malignes Melanom) schneller wachsen.[47] Die anfangs in den Medien öffentlichkeitswirksam berichteten Fälle von Herzinfarkten ließen sich in der Regel auf eine Nichtbeachtung der oben genannten Gegenanzeigen zurückführen. Ansonsten beruht die Herzinfarktgefahr nicht auf der Einnahme von Viagra, sondern auf der erhöhten körperlichen Beanspruchung durch den Geschlechtsverkehr selbst! Wer jedoch in der Lage ist, 20 Minuten lang forsch zu gehen oder problemlos einige Stockwerke emporzusteigen, ist prinzipiell körperlich fit genug, um Sex in den verschiedensten Stellungen zu haben und auch Viagra einzunehmen.

Aber es gibt auch positive Begleiterscheinungen. Wissenschaftler haben bei Mäusen nach Gabe von Viagra eine auf das

Dreifache gesteigerte Oxytocinausschüttung feststellen können.[48] Das Medikament könnte also sogar dazu führen, dass Depressionen positiv beeinflusst werden oder ein Mann öfter Händchen halten, schmusen und kuscheln will. Es gibt Berichte über weitere positive Nebeneffekte, zum Beispiel dass – zumindest im Tierversuch – die Rate an Darmkrebs durch den Wirkstoff Sildenafil gesenkt werden konnte.[49] Man versucht, die durchblutungsfördernde Wirkung und andere Effekte von Viagra in vielen Gebieten der Medizin zu nutzen, beispielsweise in der Schlaganfallbehandlung, bei Höhenkrankheit und Jetlag, bei bestimmten Haut- und Gefäßkrankheiten, ja sogar in der Demenz- und Alzheimer-Forschung. Viagra bleibt also Gegenstand äußerst spannender Forschungsprojekte, neuerdings wegen der gefäßerweiternden Wirkung auch bei Covid-19!

Ein unbekannter Autor hat jedoch eine gewisse Schieflage – bezogen auf medizinische Forschungsaktivitäten – beobachtet: »In der heutigen Welt wird fünfmal mehr in Medikamente für männliche Potenz und Silikon für Frauen investiert als für die Heilung von Alzheimerpatienten. Daraus folgernd haben wir in ein paar Jahren alte Frauen mit großen Brüsten und alte Männer mit hartem Penis, aber keiner von denen kann sich erinnern, wozu das gut ist.«

Wer mit pflanzlicher Unterstützung oder Viagra & Co. nicht zum Ziel kommt, dem bieten sich noch einschneidendere Methoden an. Oder sollte ich besser »einspritzend« sagen? Bei Nichtansprechen auf PDE-5-Hemmer oder bei Gegenanzeigen gegen die Einnahme sind sogenannte Prostaglandine eine wichtige Alternative zu den Tabletten. Die Mittel werden dabei direkt in den Schwellkörper oder in die Harnröhre gegeben. Diese Methoden sind zwar invasiv, aber sehr zuverlässig. Der wichtigste Wirkstoff aus dieser Stoffgruppe heißt Alprostadil, eine stark gefäßerweiternde Substanz. Auch

Alprostadil bewirkt, dass die Muskelzellen in den Penisarterien erschlaffen, wodurch sich die Blutgefäße erweitern und Blut in die Schwellkörper einströmen kann. Hierzu wird das Medikament direkt seitlich in einen der beiden Penisschwellkörper gespritzt. Die Injektion ist nahezu schmerzfrei, da die verwendete Nadel sehr dünn ist. Vom Aufwand her ist das vergleichbar mit einer harmlosen Insulinspritze beim Diabetiker. Mit dieser Einspritzmethode kann vier von fünf Patienten geholfen werden. Nach der Injektion tritt die Erektion wenige Minuten später ein und kann für die Dauer von bis zu einer Stunde anhalten. Die Behandlung sollte also erst kurz vor dem geplanten Geschlechtsverkehr erfolgen. Nach einer professionellen Einweisung durch den Arzt kann die Injektion dann bei Bedarf zu Hause selbst durchgeführt werden. Sie trägt den schönen Namen »Schwellkörper-Autoinjektions-Therapie«, kurz SKAT. Die Behandlung funktioniert sogar dann, wenn die Nervenbahnen zwischen Gehirn und Penis geschädigt sind, also beispielsweise bei einer Querschnittslähmung. An Nebenwirkungen wird hier in erster Linie eine verlängerte und schmerzhafte Erektion (ein sogenannter Priapismus) gefürchtet. Wenn also die Erektion nach ein bis maximal zwei Stunden nicht abklingt, muss unbedingt ein Arzt aufgesucht werden, damit ein gefäßverengendes Gegenmittel gespritzt oder das gestaute Blut abgelassen werden kann. Wenn dies nicht zeitnah geschieht, können die Schwellkörper dauerhaft geschädigt werden.

Funfact am Rande: Giles Brindley, der Erfinder dieser Methode, hat die Wirksamkeit 1983 bei einem Kongress in Las Vegas an sich selbst demonstriert, indem er sich kurz vor seinem Vortrag im Hotelzimmer das Mittel Papaverin injiziert hat, um dann während seiner Rede seine Erektion präsentieren zu können! Die Therapie wirkt also auch ohne sexuelle Erregung.[50]

Anstelle der medikamentösen Therapie kann auch eine sogenannte Penispumpe zur Anwendung kommen, bei der rein mechanisch über einen Vakuumeffekt Blut in die Schwellkörper gesaugt und der Blutabstrom durch einen Gummiring verhindert wird. Das ist zwar etwas Fummelei, aber bei sachgemäßer Anwendung sind keine gravierenden Nebenwirkungen zu erwarten.

Nach ärztlicher Verordnung übernehmen hierfür sogar die gesetzlichen Krankenversicherungen die Kosten. Dieser Herr hatte aus dem Bekanntenkreis davon erfahren: »Ich krieg das Ding nicht zum Stehen. Da soll es doch eine Luftpumpe für geben.«

»Bei der Vakuumpumpe ist eine Packungsbeilage dabei wie bei den Möbeln von IKEA.«

In Ausnahmefällen lässt sich eine erektile Dysfunktion jedoch nur noch operativ beheben. Patient: »Ich habe von einem Mann gelesen, der hat sich zwei Rippen ausbauen und in den Penis einbauen lassen.« Er meinte wohl eine »Penisprothese«. Eine solche wird erst dann eingesetzt, wenn alle anderen Behandlungsmöglichkeiten ausgeschöpft sind, wenn der Mann nach gründlicher ärztlicher Untersuchung für dieses Verfahren geeignet erscheint und er sich die Handhabung des Systems selbst zutraut. Dabei gibt es zwei verschiedene Systeme: biegsame oder aufblasbare Implantate. Das biegsame Modell wird auch als semirigide Penisprothese bezeichnet. Es besteht aus zwei Silikonstäben mit einem darin eingebetteten Metallgeflecht, wodurch die Stellung der Prothese modifiziert werden kann. In jeden Schwellkörper wird im Rahmen einer Operation über einen kleinen Schnitt an der Penisbasis ein solcher biegsamer Stab eingebaut. Dadurch wird eine dauerhafte künstliche Erektion bewirkt. Im Ruhezustand wird die Prothese nach unten gebogen, vor dem Geschlechtsverkehr wird sie dann manuell nach oben aufgerichtet. Der Nachteil liegt auf der Hand (und in der Hose): Im Alltag ist die dauerhaft bestehende Härte des Penis oft sehr störend. Daher verwendet man heutzutage meist hydraulische, das heißt aufblasbare Implantate. Über eine kleine Pumpe im Hodensack kann man Flüssigkeit aus einem Ballonreservoir, das im Bauchraum platziert wird, in die beiden künstlichen Schwellkörperzylinder pressen und nach dem Geschlechtsverkehr wieder ablassen. Der Patient kann also durch eine Betätigung der Pumpe eine Erektion zum gewünschten Zeitpunkt selbst herbeiführen. Dies ahmt den natürlichen Erektionsverlauf besser nach.

Hydraulische Prothesen sind technisch komplexer und daher mit einer höheren Komplikationsrate behaftet.[51] Bei beiden Methoden gibt es Nachteile und Risiken: Der Penis ist trotz einer Schwellkörperprothese oft etwas kürzer und insbesondere schmaler als ein normal erigiertes Glied, da herkömmliche Prothesen sich nur in der Länge, nicht jedoch in der Breite ausdehnen. Und die Eichel wird dabei nicht wie gewohnt hart, da diese zum Harnröhren-Schwellkörper gehört. Weil beim Einbau einer Prothese das natürliche Schwellkörpergewebe zerstört wird, sind die Folgen dieser Methoden unumkehrbar. Eine der häufigsten Komplikationen ist die Infektion, die sich vor allem durch Schmerzen, Rötungen und Schwellungen äußert. Diabetiker sind hier besonders gefährdet. Leider bekommt man das dann meist mit Antibiotika nicht mehr in den Griff, sodass oft ein Ausbau der Prothese notwendig wird. Aber auch ohne bakterielle Infektion kann jedes in den Körper implantierte Fremdmaterial Druckgeschwüre oder Blutungen verursachen, insbesondere wenn die Größe des Implantates nicht gut auf die Penisgröße abgestimmt ist. Narbenbildungen können zu einer Verkrümmung des erigierten Penis führen. Trotz der Störanfälligkeit dieses komplexen mechanischen Systems, die bei bis zu 25 % liegt, ist die Zufriedenheit der Anwender trotzdem sehr hoch. Ein Patient forderte: »Ich brauche noch mal eine neue Stoßstange.« Nun gut, jedenfalls würden neun von zehn Patienten den Eingriff jederzeit wieder machen lassen!

In Deutschland werden die Kosten von über 10 000 Euro, die bei einer derartigen Operation anfallen, bei Vorliegen schwerwiegender Gründe von den Krankenkassen getragen.

Vorsicht: Sexperimente!

Dieses sehr kurze, aber nicht minder heftige Kapitel beschäftigt sich mit *Verkehrsunfällen* und Autoerotik. Beides hat aber nichts mit der Mobilität auf unseren Straßen zu tun. Kurze Erklärung: Autoerotik ist, wenn der Staubsauger zum Liebhaber wird – oder zur Liebhaberin. Ich kann mir leicht denken, dass dieses Thema bei einigen Lesern Lust auf mehr macht. Manches Beispiel würden Sie sich sicher gerne detaillierter ausgemalt wünschen. Stimmt's? Trotzdem werde ich dieses Kapitel relativ knapphalten. Zum einen will ich nicht der Effekthascherei bezichtigt werden, zum anderen gibt es hierzu bereits genügend einschlägige Literatur. Alle verfügbaren Bücher sind Sammlungen von Fällen, die ich in dieser oder ähnlicher Weise in meinem Arztleben auch erlebt habe. Immerhin ist der Urologe bei peinlichen *Verkehrsunfällen* erste Anlaufstation und wird im Laufe seines Lebens zwangsläufig zum Sexperten. Deshalb nur eine kleine Auswahl der Fälle, die mir aus eigener urologischer Anschauung in lebhafter Erinnerung geblieben sind oder mir aus dem Kollegenkreis zugetragen wurden.

Fangen wir klein an. Nämlich bei einem 15-Jährigen. Der Junge hatte sich einen langen grünen Aquariumschlauch in die Harnröhre eingeführt, der sich in der Blase verhakt hatte und nicht mehr rauszuziehen war. Dies geschah just an dem Tag, als mein ebenfalls 15-jähriger Neffe sein Betriebspraktikum in meiner Praxis antrat. Für ihn ein beeindruckender Einstieg in die Arbeitswelt seines Onkels. Die Mutter des Aquaristikers saß derweil zusammengekauert auf dem Boden des Untersuchungszimmers, ihr Gesicht vor Scham in den Händen vergraben.

Nach diesem Anfängerbeispiel hier noch einige Fälle fort-geschrittener Autoerotik. Da war der Investmentbanker, der sich im Kokainrausch seine Harnröhre mit einem Kugelschrei-ber malträtiert hatte. Oder der Fremdgänger, der in flagranti erwischt wurde und sich in der Hektik des Ankleidens seine Vorhaut im Reißverschluss einklemmte. Interessant ist auch dieses sehr irdische Beispiel eines Schweizer Geistlichen, der sich – wahrscheinlich mit angemessener Hingabe und Ehr-furcht – über Jahre hinweg mehrfach sehr dünne Altarkerzen in die Harnröhre eingeführt hatte. Die Wachskerzen brachen jedoch jedes Mal und bildeten am anderen Ende eine Art Wachshaken aus. Zur Entfernung des hakenartigen Endes hatte er sich dann in das für seine Toleranz bekannte Rhein-land begeben. Aus meiner Zeit als junger Arzt am Kranken-haus kann ich diese Story der Krankenschwesternschülerin zum Besten geben, die sich das Fieberthermometer in die Harnröhre eingeführt hatte. Leider mit einem weniger erfreu-lichen Ergebnis, als sie es sich gewünscht hatte. Das Fieber-thermometer aus Glas zerbrach. Nicht nur, dass sie sich an den Scherben verletzte, das Messinstrument war, wie damals noch üblich, auch noch mit dem hochgiftigen Quecksilber befüllt. Heutzutage arbeiten Fieberthermometer nur noch elektro-nisch. Ob der Fall der Krankenschwesternschülerin diese doch positive Entwicklung in der Medizintechnik forciert hat, ist nicht belegt.

Der 15-Jährige, der Investmentbanker, der Geistliche, die Krankenschwester – alles selbst erlebt. Hier noch eine nette Anekdote, die mir eine befreundete Gynäkologin erzählte, nachdem sie bei einer älteren Dame einen Plastiklöwen aus der Scheide entfernt hatte: »Frau Doktor, ich vermisse auch noch ein kleines Entchen.« – »Na, wenn das mal nicht dem Löwen zum Opfer gefallen ist.«

Nicht nur vaginal, auch rektal werden also bisweilen bizarre Dinge platziert – beispielsweise Obst und Gemüse (Banane,

Aubergine, Gurke), das, oral zugeführt, ja durchaus als gesund gilt. Als gefährlich muss man Leergut einstufen. Einmal eingeführt, lassen sich Flaschen aufgrund eines entstehenden Unterdrucks nicht mehr so leicht entfernen. Kritisch sind auch diverse Ringe, die zur Luststeigerung über Penis und/oder Hodensack gestreift werden, somit den Blutabstrom aus dem abgeklemmten Bereich verhindern und zu einer massiven Schwellung führen können.

Eine Sonderstellung nimmt Intimschmuck ein. Fast zwanzig Varianten von Intimpiercings sollen allein beim Mann bekannt sein. Alle möglichen Hautstellen von Peniswurzel bis Penisspitze über Hodensack, bis zum Anus, können von links nach rechts und von oben nach unten durchstochen werden. Das bekannteste Intimpiercing ist wohl das sogenannte PA. Dabei handelt es sich um einen Ring, der durch die Harnröhre geht und an der Penisunterseite wieder hervortritt. Angeblich hat Prinz Albert, der Mann der britischen Königin Victoria im 19. Jahrhundert diesen Ring dazu benutzt, seinen königlichen Penis beim Ausritt am Hosenknopf zu befestigen, damit dieser nicht mit dem Sattel in Konflikt kommt. Eine heiße PA-Story kann ich auch erzählen: Eines Tages kommt ein Patient wegen eines massiv entzündeten, neu gestochenen solchen Prinz-Albert-Piercings in die Sprechstunde. Patient: »Kann das sich durch meine Arbeit so entzündet haben?« – Ich: »Was arbeiten Sie denn?« – Patient: »Ich stehe am Hochofen!«

Der in der Öffentlichkeit wohl bekannteste Sexunfall, ein Penisbruch, war der eines prominenten deutschen Pop-Produzenten und Moderators. Der Unfallhergang war hier – wie in den meisten Fällen – wie folgt: Bei einem forcierten Geschlechtsverkehr knickte der Penis so unglücklich und stark ab, dass es zu einem Einriss der derben Schwellkörperhülle kam, wahrscheinlich verbunden mit einem lauten Geräusch, sicher aber mit einem sofortigen Steifigkeitsverlust und einem ausgeprägten Bluterguss unter der Penisschafthaut. »Naddel«, die damalige Partnerin unseres Pechvöglers, beschrieb das Malheur sowie den anschließenden Besuch beim Urologen ausführlich in ihrem Buch *Ungelogen*. Den Kollegen, die damals die Erstversorgung besorgten, unterlief angeblich auch ein Fehler, sozusagen ein »Aesku-Lapsus«, da sie den Bruch zunächst nur als Prellung interpretierten. Ein solcher Penisbruch (besser wäre die Bezeichnung »Schwellkörperriss«) muss jedoch unbedingt operiert werden.

Quickie wider Willen: Vorzeitiger Samenerguss

Als vorzeitigen Samenerguss bezeichnet man eine sexuelle Störung, bei der der Mann seinen Samenerguss oder Orgasmus zu früh bekommt, er also *zu früh kommt*. Die genaue lateinisch-wissenschaftliche Bezeichnung dafür lautet Ejaculatio praecox. Einer von drei jungen Männern erreicht beim Geschlechtsverkehr schon nach weniger als acht bis fünfzehn Stößen den Höhepunkt. Wir reden in diesem Kapitel also von einer der häufigsten Sexualstörungen des Mannes! Bei einer wissenschaftlichen Umfrage, die 2006 im Internet durchgeführt wurde (PEPA-Studie), berichteten 20 % aller befragten Männer von einem vorzeitigen Samenerguss. Interessanterweise – und entgegen aller Klischees – ist die Quote bei Männern dunkler Hautfarbe noch höher und bei Lateinamerikanern am höchsten! Widersprüchlich dazu sind aber die deutlich geringeren Praxisbesuche von betroffenen Männern. Das könnte heißen, dass die Hemmschwelle, einen ärztlichen Rat einzuholen, bei den Männern sehr hoch ist. Alles spricht für eine sehr hohe Dunkelziffer. Eigentlich müssten viel mehr Männer mit diesem Symptom in die Praxis kommen.

Aber was heißt eigentlich zu früh beziehungsweise vorzeitig? Die individuellen Unterschiede sind groß. Und was früh oder nicht früh bedeutet, liegt vor allem in der subjektiven Betrachtung des oder der Einzelnen. Und manchmal ist *früh* auch normal. Hier können Situation, Stimmung und Erregung eine Rolle spielen. Eine einheitliche Definition, was ein vorzeitiger Samenerguss ist, gibt es jedoch nicht. Als eines der objektiven Kriterien gilt eine Dauer von der Penetration bis zur Ejakulation von unter zwei bis drei Minuten. Noch entscheidender aber ist, dass der Mann und die Partnerin diese Dauer als zu kurz empfinden und als Problem wahrnehmen. Die subjektiven Empfindungen weichen etwas von dieser Realität ab. Vor allem Männer nehmen ihr Durchhaltevermögen als länger wahr, als es tatsächlich ist, und zwar mit der gleichen Zuverlässigkeit, mit der die Kochzeit auf italienischen Nudelpackungen zu kurz angegeben ist. Die Dauer zwischen Eindringen in die Scheide und Ejakulation beträgt im Bevölkerungsdurchschnitt im sogenannten Normalfall nur gut fünf Minuten! Selbst erfahrene Männer können nur sieben bis dreizehn Minuten durchhalten. Hätten Sie das gedacht? Wohl kaum, denn Männer schätzen ihr Stehvermögen rückblickend auf 20–30 Minuten. Frauen sind realistischer, empfinden die Dauer des Aktes aber mit gefühlten zehn Minuten immer noch als doppelt so lang, wie er im Durchschnitt tatsächlich ist.

Übrigens gab es zu diesem Thema vor Jahren eine Studie der Universität Köln, an der auch Urologen selbst teilnahmen. Ich wurde nicht eingeladen, obwohl ich zu diesem Zeitpunkt in der Stadt arbeitete. Egal. Jedenfalls schnitten dabei die Kollegen Urologen besser ab als die Patienten- und auch die Vergleichsgruppe – vorausgesetzt, sie haben ehrlich gemessen und nicht medikamentös nachgeholfen. Bei dieser und ähnlichen Studien wurde die Verweilzeit des Penis in der Vagina als Absolutwert gemessen. Zum Einsatz kam die Stoppuhr. Und jetzt kommen die Chinesen. Chinesische Mediziner haben einen Index entwickelt, der die subjektiven Erwartungen der beiden Partner mit dieser objektiven Wirklichkeit ins Verhältnis setzt.

Der wissenschaftliche Hintergrund zum vorzeitigen Erguss: Im Rückenmark gibt es Nervenzellen, die als Generatoren des

Samenergusses fungieren und vom Gehirn ein- oder ausgeschaltet werden können. Diese Nervengruppe gilt als das männliche Gehirn unter der Gürtellinie, das manchmal einfach macht, was es will.

Dies kann physiologische und psychologische Gründe haben. In der weiten Mehrheit der Fälle ist die Ursache beim »Quickie wider Willen« psychisch bedingt, wie beispielsweise durch eine zu starke Aufregung oder einen gefühlten Leistungsdruck. Der größte Risikofaktor für eine vorzeitige Ejakulation ist somit die Angst vor einer vorzeitigen Ejakulation! Eine andere mögliche Ursache besteht in einer Art erlernten Verhaltens. In der Jugendphase haben sich einige Männer angewöhnt, beim Masturbieren möglichst schnell zum Höhepunkt zu kommen, um das Risiko, erwischt zu werden, klein zu halten. Nur in seltenen Fällen ist der vorzeitige Samenguss auf eine körperliche Ursache zurückzuführen. Probleme mit der Prostata können ebenso verantwortlich sein wie Diabetes oder eine Erkrankung des Nervensystems – oder Einflüsse von außen wie Alkohol, Drogen oder Medikamente.

> »Ich bin schon bei der Arbeit so erregt, dass ich einen Samenerguss habe.«

Wenn der Mann zu früh kommt, kommt er (hoffentlich) früher oder später in eine urologische Praxis. Das ist gut. Manchmal kommt er auch mit seiner Partnerin. Das ist noch besser. Schließlich sind beide davon betroffen. Sie beschwert sich, dass sie seinen Samenerguss regelmäßig zu früh erlebt. Jede vierte Beziehung geht sogar aufgrund solcher sexuellen Probleme in die Brüche.

Aber für diejenigen, die sich trauen, kann man sehr viel tun: In einem gemeinsamen Beratungsgespräch der beiden Partner mit dem Urologen ihres Vertrauens können die Therapiemöglichkeiten erörtert werden. Oft treten dabei überhöhte Erwartungen sexueller Art zutage. Diese gilt es herunterzuschrauben, was unter Umständen schon die einfachste Formel für Harmonie sein kann. Bei weiterem Therapiewunsch kommen dann neben einer Verhaltenstherapie auch Medikamente, sexuelle Stimulationstechniken sowie lokal betäubende Cremes zur Anwendung.

Eine weitere Form der Therapie ist der Versuch eines zweiten Geschlechtsverkehrs direkt nach dem ersten, vorzeitigen Samenerguss. Durch den ersten Samenerguss wird die besagte Reizschwelle bis zum zweiten Samenerguss deutlich erhöht, sodass der zweite Geschlechtsverkehr länger andauern kann. Hier ist zu bedenken, dass die sogenannte Refraktärphase beim Mann etwa 10–20 Minuten beträgt. Damit beschreibt man die Zeitspanne der Unempfindlichkeit gegenüber einer erneuten Stimulation vom ersten Orgasmus bis zur Wiedereinsatzfähigkeit für eine mögliche zweite Runde. Jedoch ist ein wiederholter Geschlechtsverkehr oft nur bei jungen Männern in der Altersklasse bis 30 möglich.

Alle verfügbaren und in den Leitlinien empfohlenen verhaltenstherapeutischen Ansätze habe ich in der 2024 erscheinenden App »Melonga« zusammengefasst (www.melonga.com). Wenn Sie dieses zwölfwöchige Programm durchlaufen, werden Sie mit großer Sicherheit eine Besserung Ihrer Ejakulationsprobleme feststellen können!

Zudem gibt es betäubende Salben und Sprays, die vor dem Geschlechtsverkehr auf die Eichel gegeben werden und die Empfindlichkeit des Penis herabsetzen. Dabei ist die Verwendung eines Kondoms ratsam. Es setzt zum einen die Reizschwelle zusätzlich herab und vermeidet zum anderen die Übertragung der betäubenden Creme auf die Partnerin.

Und zu guter Letzt steht heutzutage auch ein Medikament mit dem Wirkstoff Dapoxetin zur Verfügung. Der wichtige Botenstoff Serotonin mischt nämlich auch beim Samenerguss mit. Er hemmt den Ejakulationsreflex. Einen Mangel an diesem Neurotransmitter im Gehirn haben – wie schon erwähnt –

Menschen mit Depressionen. Einige der antidepressiven Medikamente zeigten während der Anwendung als »Nebenwirkung« einen verzögerten Samenerguss. Solche Mittel können die Zeit bis zum Samenerguss um das Drei- bis Vierfache verlängern. Aufgrund dieser Beobachtung wurde vor wenigen Jahren das Medikament Dapoxetin zur Behandlung der Ejaculatio praecox zugelassen. Ach, wenn doch alle Medikamente so angenehme Nebenwirkungen hätten …

Erektionsfördernde Medikamente, sprich Viagra und Co., kommen oft zusätzlich zum Einsatz. Sie können für mehr Härte des Penis und somit für mehr Selbstbewusstsein sorgen. Und sie haben den schönen Nebeneffekt, die erwähnte Refraktärphase zu verkürzen.

»Die Tabletten helfen, sind aber sehr teuer. Umgerechnet kostet mich jeder Stoß 2 Euro.«

Zu den hilfreichen Stimulationstechniken zählen die sogenannte Start-Stopp-Technik und die Squeeze-Technik. Bei der Start-Stopp-Technik wird der Penis bis kurz vor der Ejakulation stimuliert, um dann zu pausieren. So lernt der Mann, den Zeitpunkt der Ejakulation besser zu erkennen und nach und nach hinauszuzögern. Die Squeeze-Methode wiederum gilt als eine Art Steigerung der Start-Stopp-Technik, sozusagen eine Start-Stopp-Technik 2.0. Hierbei muss die Partnerin mit Hand anlegen. Beim Squeezen nimmt sie den Penis in die Hand, den Daumen hat sie unterhalb der Eichelkante, den Zeige- und Mittelfinger gegenüber, und drückt etwa 15 Sekunden auf die Harnröhre. Durch den Druck wird der Ejakulationsdrang verringert. Hier ist Fingerspitzengefühl gefragt. Nicht umsonst heißt *squeezen* zu Deutsch »quetschen«. Auch die Hoden können angeblich als eine Art Notbremse benutzt werden. Die Hoden werden nämlich kurz vor der Ejakulation reflexartig zum Körper hochgezogen. Entsprechend können

Ejakulation und Orgasmus verzögert werden, wenn man die Hoden kurz vor dem Höhepunkt sanft (!) herunterzieht. Wenn es um derartige Methoden geht – und bevor Sie krampfhaft alle 64 Positionen des Kamasutra durchprobieren –, kann auch ein Gespräch mit einem Psycho- oder Sexualtherapeuten im Rahmen einer Paarberatung ratsam sein. Der sexte Sinn des Urologen ist hier nämlich weniger geschult.

TEIL V:
Alle mal herhören:
Urologie für alle

RAUCHEN KANN TÖDLICH SEIN:
Blasenkrebs

Blasenkrebs ist häufig lange symptomlos. Wenn Symptome auftreten, so ist das meist eine schmerzlose Rotverfärbung des Urins durch Beimengungen von Blut. Die Färbung kann dabei von hellrosa bis zu dunkel-weinrot reichen. Eine solche »schmerzlose Makrohämaturie« ist also unbedingt als Alarmsignal zu werten! Aber Achtung: Auch Nahrungsmittel wie insbesondere Rote Bete können eine solche (dann harmlose) Verfärbung bedingen. Darauf bin ich vor Beginn meiner urologischen Karriere selbst einmal reingefallen.

Gott sei Dank bedeutet roter Urin aber nicht immer gleich Krebs! Es können auch andere Ursachen dahinterstecken: Dass beispielsweise nach einer Blasenentzündung die Schleimhaut verletzlicher ist und über einige Zeit noch Blutzellen nachweisbar sind, oder dass eine Prellung oder eine andere Verletzung der Niere durch einen Unfall oder Kontaktsport zu Blut im Urin führen kann, erscheint mehr als einleuchtend. Harnsteine, die bei Bewegung an der Schleimhaut reiben, können Blut im Urin ohne Schmerzen verursachen, ähnlich wie eine Blutung, die gelegentlich beim Zähneputzen auftreten kann. Nach intensiver sportlicher Betätigung wie sehr langen Wanderungen und Läufen können rote Blutzellen platzen und den Farbstoff Hämoglobin freisetzen. Und zu guter Letzt gibt es gelegentlich »Krampfadern« am Blasenausgang und auf einer vergrößerten Prostata, die, wenn sie platzen, plötzlich auftretende heftige schmerzlose Blutungen auslösen können.

Manchmal sind auch die Nierenfilter zu grobporig und lassen die roten Blutzellen »durchrutschen«. Insbesondere bei älteren Menschen sind die Gewebestrukturen oft »brüchiger« und anfälliger.

Wenn zu der rötlichen Verfärbung jedoch Symptome wie Schmerzen beim Wasserlassen, häufiger Harndrang oder Rückenschmerzen hinzukommen, so stecken meist andere Ursachen wie eine Entzündung oder Harnsteine dahinter. Aber auch solche Beschwerden müssen dann immer gründlich abgeklärt werden.

Kommt ein Patient mit derart auffälligem Urin in die Praxis, werden einige Untersuchungen notwendig. Vorrangiges Mittel zur Diagnose ist die mikroskopische und laborchemische Untersuchung des Urins.

Hier sei noch gesagt, dass nicht immer der Patient die Blutbeimengung bemerkt haben muss. Manchmal wird sie auch erst im Rahmen einer Routinekontrolle beim Haus- oder Betriebsarzt unter dem Mikroskop sichtbar. Dies nennt man dann Mikrohämaturie. Besonders neugierige oder besorgte Leser und Leserinnen können auch Urin-Teststreifen zur regelmäßigen Selbstkontrolle in der Apotheke erwerben. Ergänzend zum Labor wird im nächsten Schritt eine Ultraschalluntersuchung der Nieren und der Harnblase durchgeführt: »Da, wo Sie jetzt drücken, da liegt meine Blase, Herr Doktor.« Danke für den Hinweis! Der Ultraschall kann nur größere Polypen oder einen Harnstau der Nieren entdecken. Wirklich gesichert werden kann die Diagnose von Blasenkrebs nur durch die eingangs beschriebene Blasenspiegelung.

Für eine Erstdiagnose sind auch Untersuchungsmethoden wie Computertomografie (CT) oder Magnetresonanztomografie (MRT) nicht geeignet, da damit die innere Auskleidung des Hohlorgans Harnblase nicht zuverlässig genug beurteilt werden kann. Kleine oder flache Tumore würden so allzu leicht übersehen. Diese Verfahren haben einen hohen Stellenwert in der Umfelddiagnostik nach einer Diagnose, dazu später mehr.

Von den jährlich fast 30 000 Blasentumorerkrankungen sind Männer dreimal so häufig betroffen wie Frauen. Auch wenn das Erkrankungsalter im Durchschnitt über 70 Jahre liegt, können auch schon deutlich jüngere Patienten betroffen sein.

»Geben Sie bitte noch eine Urinprobe ab.«

»Gut, dann gehe ich mir vorne mal 'ne Tasse holen.«

Und reden wir nicht lange drum herum: Hauptrisikofaktor ist Tabak! Statistiken zufolge ist jeder zweite Blasenkrebs auf Zigaretten zurückzuführen. Dass Rauchen Lungenkrebs verursachen kann, ist jedem Menschen auch ohne medizinische Vorbildung leicht verständlich zu machen. Wer aber nicht versteht, wie man Luft in ein Organ inhalieren und dann über Flüssigkeit ein anderes Organ gefährden kann, dem gebe ich folgende Erklärung: Zwar sind in »modernen Zigaretten« weniger Teer und Nikotin als noch vor Jahren, dafür findet man beispielsweise die krebserregenden aromatischen Amine in erhöhter Konzentration, die nach Inhalation dann über die Blutbahn eben auch in die Harnblase gelangen. Als Abwassertank kann diese dann mit solchen Gift- und Schadstoffen über einen längeren Zeitraum in Kontakt kommen. Dadurch verlieren die Zellen der Blasenschleimhaut ihren Zusammenhalt und neigen zur Entartung. Eine Schachtel Zigaretten pro Tag erhöht das Risiko um das Fünffache!

Überhaupt, was das Rauchen angeht, so ist das Denken der Betroffenen an Naivität nicht zu überbieten. Viele glauben oder hoffen, über Jahre täglich 20 Zigaretten mit über 70 enthaltenen Schadstoffen tief in die Lungen inhalieren zu können, ohne dabei jeglichen Schaden anzurichten. Soll man aber beispielsweise bei einer Erkältung dreimal täglich mit Dampf von

»Rauchen Sie?«

»Ja, aber das ist vererbt.«

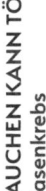

harmloser Kamille oder auch nur Kochsalzlösung inhalieren, beschwert man sich schon nach zwei Tagen, wenn noch keine Besserung eingetreten ist. Das Risiko, durch Rauchen Blasenkrebs zu bekommen, steigt auch mit der Frage, wann man zum Raucher wurde. Ich: »Seit wann rauchen Sie denn?« Patient: »Seit meiner Bundeswehrzeit. Das war das Einzige, was ich da Nützliches gelernt habe.«

Oder: »Sind Sie Raucher?« – »Ja, Gelegenheitsraucher.« – »Okay, wie viel denn?« – »So zehn Zigaretten pro Tag.« – »Aha, und seit wann?« – »Seit 30 Jahren.«

Bei all diesen Patienten sehe ich für die Lunge schwarz und für die Blase rot.

Sei's drum! Es gibt ja noch andere Risikofaktoren. Die aromatischen Amine kommen nämlich auch in vielen industriellen Fertigungsprozessen vor, bei Gummi und Farben, in Chemie und Pharmazie. Daher wird Blasenkrebs gelegentlich auch als Berufskrankheit anerkannt. Auch chronische Entzündungen erhöhen langfristig das Risiko der Entartung. Familiäre Häufungen werden beobachtet, aber ob dies auf eine erbliche Veranlagung zurückzuführen ist, oder weil man halt in einem »Raucherhaushalt« lebt, ist nicht ganz klar. Zu einer erblich bedingten Komponente von Blasenkrebs kann man also keine generelle Aussage treffen. Man weiß jedoch, dass Personen mit heller Hautfarbe ein höheres Blasenkrebsrisiko haben als Menschen anderer ethnischer Herkunft. Zudem gibt es Hinweise auf einen Zusammenhang zwischen fettreicher und obstarmer Ernährung und der Entstehung von Blasenkrebs.

Kommen wir abschließend noch zu den Behandlungsmöglichkeiten bei Blasenkrebs, bei dessen Erscheinungsform man oft auch von Blasenpolypen spricht. Bestätigt sich im Rahmen der Blasenspiegelung der Verdacht, so ist die Entfernung eines oberflächlichen Harnblasentumors fast immer mit einer endoskopischen Abschabung durch die Harnröhre möglich. Dieser

Eingriff wird auch transurethrale Resektion der Blase, kurz TURB genannt. Dazu sind eine Narkose und ein kurzer Krankenhausaufenthalt notwendig. Während des Eingriffs wird wie bei einer Blasenspiegelung ein Instrument mit einer Videokamera durch die Harnröhre in die Blase eingeführt. An der Spitze des starren Gerätes befindet sich eine elektrische Drahtschlaufe, die verwendet wird, um auffälliges Gewebe oder sichtbare Tumore »abzuschaben«. Nach der Operation muss für ein bis zwei Tage ein Harnröhren-Katheter verbleiben, durch den die Blase und das Wundgebiet bei Nachblutungen gespült werden können.

Das entnommene Gewebe wird zur Untersuchung an ein pathologisches Institut geschickt. Dabei beschreibt der Pathologe, wie die Zellen bei der Betrachtung durch ein Mikroskop erscheinen. Er bestimmt also die Aggressivität des Tumors. Hier unterscheidet er zwischen gut differenzierten Tumoren, deren Zellen in Aussehen und Organisation normalen Zellen noch relativ ähnlich sind (gut differenziert oder »low grade«), und Krebszellen, die sehr auffällig aussehen und nur noch wenig Ähnlichkeit mit dem normalen Gewebe haben (schlecht differenziert oder »high grade«). Insbesondere geht es bei der pathologischen Beurteilung um den bedeutenden Unterschied zwischen einem in den Blasenmuskel eindringenden Karzinom und einem oberflächlichen (nicht-muskelinvasiven) Karzinom. Nach diesem Gewebebefund richten sich dann alle weiteren Maßnahmen.

Vier von fünf Tumoren sind erfreulicherweise oberflächlich, die Heilungsaussichten sind dann günstig. Aber wie Warzen auf der Haut neigen die oberflächlichen Polypen zu einem häufigen Wiederauftreten, daher sind sehr engmaschige Kontrollen durch Blasenspiegelungen erforderlich.

Um das Risiko eines Wiederauftretens (Rezidiv) oder eines Voranschreitens (Progress) für die Zukunft besser einschätzen zu können, werden Risikogruppen gebildet. Die Risikogruppen bestimmen maßgeblich die Behandlungsstrategie, das Nachsorgeschema und das langfristige krankheitsfreie Überleben, also die Prognose.

Faktoren für die Tumor-Risikoeinteilung

- Handelt es sich um einen Ersttumor oder ein Wiederauftreten?
- Wie viele Tumore waren bei Erstdiagnose vorhanden?
- Lag die Tumorgröße über 3 cm?
- Wie war die Eindringtiefe bei der ersten OP?
- Wie aggressiv war der Tumor?

Man versucht, bei Patienten mit wiederkehrenden oberflächlichen Tumoren mögliche verbliebene oder sich neu bildende Tumorzellen durch Spülbehandlungen der Blase zu behandeln und damit das Risiko eines Wiederauftretens des Blasentumors zu reduzieren. Bei einer solchen Spülbehandlung wird einmal pro Woche über sechs Wochen ein Medikament über einen Harnröhrenkatheter direkt in die Harnblase gegeben, wo es bis zu zwei Stunden verbleiben und so die Zellen an der Innenseite der Blase angreifen soll. Ein Nachteil ist, dass für jede Therapiesitzung die Einlage eines Einmalkatheters durch die Harnröhre notwendig ist. Es gibt zwei unterschiedliche Ansätze für diese Therapie: eine regelmäßige Spülung mit dem Chemotherapeutikum Mitomycin (MMC) und eine Art Immuntherapie gegen Blasentumorzellen mit dem Bacillus Calmette-Guérin (BCG), einem abgeschwächten Stamm des Tuberkuloseerregers, eine Art »Impfung gegen Blasenkrebs«.

Wenn der Tumor jedoch in die Tiefe wächst, beschreibt der Pathologe die genaue Eindringtiefe in die Blasenwand. Bei invasiven und aggressiven Tumoren muss man immer mittels Kontrastmittel-Röntgen in einem CT oder MRT auch nach möglichen Tumorherden im oberen Harntrakt, also in den Nierenkelchen, im Nierenbecken und den Harnleitern suchen.

Wenn Blasenkrebs auch nur beginnend in die Muskulatur der Blase eingewachsen ist, kann er meist nicht mehr durch alleinige TURB langfristig geheilt werden. Schon rein technisch sind der OP Grenzen gesetzt, da man nicht beliebig tief in die Blasenwand hinein resezieren kann. Die TURB dient dann der Sicherung der Diagnose und der Bestimmung der Eindringtiefe, manchmal auch nur zur Verkleinerung des Tumors.

Ständig wiederkehrende und aggressive oder in die Tiefe der Blasenmuskulatur wachsende Tumore müssen durch eine vollständige Entfernung der Harnblase behandelt werden, wenn man eine Heilung erzielen möchte. Bei Männern ist damit die zeitgleiche Entnahme der Prostata und der Samenbläschen und bei Frauen die Entfernung der Eierstöcke und der Eileiter sowie der Gebärmutter und des vorderen Teils der Scheide verbunden. Zudem werden möglichst alle benachbarten Lymphknoten entfernt. Die Operation erfolgt in Vollnarkose über einen Leibschnitt, der vom Brustbein bis zum Schambein geht (Laparotomie) oder wie bei der Prostata bereits beschrieben als Schlüssellochchirurgie mit Unterstützung eines Roboters. Ein solcher Eingriff ist die größte OP in der Urologie. Der Krankenhausaufenthalt nach der Operation dauert ein bis zwei Wochen.

Nun werden Sie sich fragen: Wohin fließt denn der aus den Nieren kommende Urin, wenn keine Harnblase mehr vorhanden ist? Die einfachste Lösung besteht darin, ein kurzes Stück aus dem Dünndarm auszuschalten und dieses mit den Harnleitern aus den beiden Nieren zu verbinden. Der Urin fließt dann von den Nieren durch die Harnleiter in das Darmstück, das mit seinem anderen Ende in die Haut an der Vorderseite des Bauches eingenäht ist. Dadurch entsteht ein gewisser Schutz der Nieren vor zurückfließendem Urin. Um die

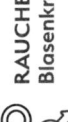

Öffnung an der Bauchhaut herum wird wasserdicht ein Beutel aufgeklebt, der den kontinuierlich abfließenden Urin auffängt und der bei Bedarf geleert werden kann. Diese gängige Form der Harnableitung bezeichnet man als »Ileum-Conduit«. Die Öffnung an der Bauchhaut wird auch als »Stoma« oder »Urostomie« bezeichnet.

Anstatt den Urin in einen Beutel außerhalb des Körpers abzuleiten, besteht auch die Möglichkeit, aus Dünndarm eine kugelförmige »neue Blase« zu bilden. Diese kann dann beispielsweise an den Bauchnabel angeschlossen und über einen Einmalkatheter mehrfach täglich selbst entleert werden. Alternativ wird die »Darmkugel« wieder an die normale Harnröhre angeschlossen, sodass man den Urin auf normalem Wege entleeren kann. Hier lautet der medizinische Fachbegriff »Neoblase«. Voraussetzung ist, dass die Anschlussstelle an die Harnröhre tumorfrei ist. Diese Darmblase muss dann über Bauchpresse alle vier bis fünf Stunden entleert werden, denn einen normalen Harndrang kann man nach der OP ja nicht mehr empfinden. Es ist die bevorzugte Art der Harnableitung bei jungen Patienten mit guter Prognose, da das äußere Erscheinungsbild und die Lebensqualität am wenigsten beeinträchtigt werden.

Im gestreuten Stadium kann nur eine Chemotherapie Erfolg in Aussicht stellen. Wenn sich Blasenkrebs bereits auf entfernte Körperteile ausgebreitet hat, ist diese die Behandlung der

»Mein Krebs hat mich mit Metastasen beworfen.«

ersten Wahl. Die Therapie wird typischerweise über eine Vene als Infusion in die Blutbahn gegeben. Die Medikamente wandern dann durch den Blutkreislauf und erreichen die Krebszellen in fast allen Teilen des Körpers. Die Verabreichung kann meist ambulant erfolgen. Chemotherapie-Medikamente greifen ungezielt alle Zellen im Körper an, die sich rasch vermehren, also auch Zellen in der Darmschleimhaut, in den Haarwurzeln oder im Knochenmark, wo neue Blutzellen gebildet werden.

Typische Nebenwirkungen der Chemotherapie

- Übelkeit, Erbrechen, Appetitverlust
- Haarausfall
- wunde Stellen im Mund
- Durchfall oder Verstopfung
- erhöhtes Infektionsrisiko (aufgrund eines Mangels an weißen Blutkörperchen)
- leichte Blutungen oder Blutergüsse (aufgrund eines Mangels an Blutplättchen)
- Müdigkeit (aufgrund eines Mangels an roten Blutkörperchen)

Nach der Behandlung wird die Krebsausbreitung erneut untersucht. Wenn dann immer noch Anzeichen von Krebs bestehen, können eine weitere Chemotherapie, eine Bestrahlung oder eine Immuntherapie angeboten werden.

Neuerdings gibt es erste Erfolge mit einer solchen Immuntherapie zu vermelden. Krebszellen nutzen manchmal wichtige Schlüsselstellen, sogenannte Checkpoints, um den Angriffen des Immunsystems zu entkommen. Wenn man diese Checkpoints blockiert, kann das Immunsystem die veränderten Zellen wieder besser erkennen und bekämpfen. Sie sehen, es tut sich viel in der Krebstherapie.

Da Blasenpolypen eine sehr starke Neigung zum Wiederauftreten haben, ist eine Nachsorge mit Blasenspiegelung in zeitlich engen Abständen nötig. Alle Risikogruppen zusammengenommen, treten oberflächliche Blasentumore bei der Hälfte aller Betroffenen innerhalb der ersten fünf Jahre wieder auf! Rezidive der niedrigen und mittleren Risikogruppe sind zum Glück selten invasiv oder sogar lebensbedrohlich. Die langfristigen Aussichten für oberflächlichen Blasenkrebs im

Hochrisikostadium (insbesondere für das nicht-invasive, flach wachsende sogenannte Carcinoma in situ) sind hingegen nicht so gut. Diese Krebsarten sind aggressiver und haben ein höheres Risiko, auch in tiefere Schichten der Blase zu wachsen. Jeder vierte Patient erleidet einen Progress im Sinne eines höheren Tumorstadiums. Daher ist eine regelmäßige Tumornachsorge durch den Urologen unentbehrlich. Die wichtigste Grundlage der urologischen Tumornachsorge bei oberflächlichen Blasentumoren ist die regelmäßige Blasenspiegelung! Eine zusätzliche photodynamische Diagnostik (PDD) kann die Erkennungsrate in der Nachsorge erhöhen. Hier wird vor der Blasenspiegelung ein Mittel in die Blase gegeben, das die Krebszellen zum Leuchten bringt. Eine PDD wird empfohlen, wenn der Tumor in der Vorgeschichte an mehreren Stellen lokalisiert oder aggressiv war.

In Abhängigkeit von der Risikogruppe werden in der Nachsorge ergänzende Ultraschall- und Röntgenkontrollen des oberen Harntrakts mittels CT- oder MRT-Urografie durchgeführt. Zusätzlich können abgeschilferte Schleimhautzellen aus dem Urin mikroskopisch auf Bösartigkeit beurteilt werden (sogenannte Urinzytologie).

Doch bevor es so weit kommen kann, lassen Sie es nicht so weit kommen. Da es selbst für die oben genannten Risikogruppen noch kein gesetzliches und gezieltes Früherkennungsprogramm für Blasenkrebs gibt, muss man sich mal wieder selbst helfen. Also: regelmäßig den Urin mit Teststreifen untersuchen, alle betriebsärztlichen Untersuchungen und den Check-up beim Hausarzt ab 35 sowie die urologische Vorsorge für Männer ab 45 wahrnehmen! Jegliche Art von Beschwerden mit der Harnblase müssen unbedingt fachärztlich abgeklärt werden! Und natürlich: No Smoking! So sorgen Sie dafür, dass möglichst nichts entsteht und auch nichts übersehen oder verschleppt wird. Alle Hintergründe zu Blasenkrebs gibt's in meinem Buch *In der Sprechstunde: Harnblase*.

GEFILTERTE WAHRHEITEN:
Die Nieren

Jeder Mensch hat zwei bohnenförmige Nieren. Diese liegen beidseitig neben der Wirbelsäule der Rückwand des Bauchraums an. Wegen der darüberliegenden Leber liegt die rechte Niere meist etwas tiefer als die linke Niere. Die Strukturen des Harnsystems haben die Aufgabe, die Abbauprodukte des Körpers zu beseitigen. Unglaubliche 300-mal pro Tag filtern die Nieren das gesamte Blut, das sind pro Minute etwa 1,2 Liter. Insgesamt ergibt das pro Tag über 1500 Liter gefiltertes Blut, was etwa zehn Badewannen voller Flüssigkeit entspricht. Das Blut tritt aus den Nierenarterien in die Nieren ein und wird durch den Blutdruck gegen einen dreischichtigen Filter aus speziellen Zellen gepresst. Jede Niere besteht aus mehr als einer Million solcher kleinsten Filtereinheiten. Da die Proteine und Blutkörperchen für die Poren der Filtermembran zu groß sind, gelangen nur kleine gelöste Stoffe und Wasser hindurch. Aber nicht nur dieser Espresso-Effekt reinigt das Blut. Auf dem Weg des Urins durch kleine gewundene Nierenkanälchen werden wertvolle Substanzen wie Wasser, Moleküle, Zucker, Aminosäuren und Proteine auch wieder zurückgewonnen. Gleichzeitig gelangen noch im Blut befindliche Abbauprodukte aktiv in die Nierenkanälchen. So können die Nieren auch Rückstände von Arzneimitteln und anderen Fremdstoffen gezielt beseitigen. Der Urin enthält neben 95 % Wasser auch Salze, Säuren und potenziell giftige Stickstoffverbindungen, die beim Eiweißstoffwechsel anfallen. Die mit dem Urin ausgeschiedene Wassermenge spielt eine wichtige Rolle bei der Aufrechterhaltung des richtigen Blutvolumens und somit auch des Blutdrucks. Es gibt einen engen Zusammenhang zwischen Nierenerkrankungen und Herzkrankheiten.

Etwa fünf Millionen Menschen in Deutschland leben mit einer eingeschränkten Filterfunktion der Nieren, einer soge-

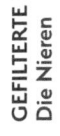

nannten Niereninsuffizienz. Viele wissen nichts davon, weil sie keine Beschwerden haben. Wer bemerkt schon bei 'nem Zwölfzylinder, wenn ein oder zwei »Töpfe« nicht funktionieren? Erst wenn mehr als 60–70 % der Filtereinheiten nicht mehr arbeiten, kommt es zu einer so starken Einschränkung der Nierenfunktion, dass sich Stoffe im Blut sammeln, anstatt ausgeschieden zu werden. Als klassische Nierenblutwerte bekannt sind vor allem Kreatinin und Harnstoff. Diese Stoffe selbst sind zwar nicht schädlich, ihre Konzentration im Blut gibt aber ganz gut Auskunft über das Ausmaß der Nierenfunktionseinschränkung. Die chronische Nierenschwäche ist eine Erkrankung, die langsam über Monate bis Jahre fortschreitet. Häufige Ursachen sind Zuckerkrankheit, Bluthochdruck oder Entzündungen in den Nieren. So leidet jeder vierte Diabetiker irgendwann auch unter Nierenbeschwerden. Seit einigen Jahren ist bekannt, dass Fettleibigkeit die Nieren ganz direkt über Hormoneinflüsse schädigen kann, wodurch sich die Zahl der durch Übergewicht verursachten Nierenschäden in den letzten 30 Jahren verzehnfacht hat. Ohne Therapie würde die chronische Niereninsuffizienz letztendlich zum Tod führen, sofern die harnpflichtigen Substanzen und überschüssiges Wasser nicht aus dem Körper entfernt werden. Das geschieht mithilfe einer Blutwäsche (Dialyse) oder einer transplantierten Niere. Diese Filterstörungen der Nieren werden aber von einem Nierenfacharzt (Nephrologen) betreut. Wir Urologen sind nur die »Klempner«, sorgen also für einen freien Urinabfluss, womit wir beim nächsten Thema wären.

STEINREICH – ARM DRAN:
Nierensteine

Ganz zum Schluss kommt es noch mal dicke: Nierensteine. Wer schon mal welche hatte, kann ein Lied davon singen. In den westlichen Industrienationen nimmt die Häufigkeit stetig zu. Obwohl Nierensteine bereits in tausend Jahre alten Mumien nachgewiesen werden konnten, zählen sie heute eindeutig zu den Zivilisationskrankheiten. Dies liegt daran, dass mit zunehmendem Wohlstand der Konsum von tierischem Eiweiß steigt. Über eine Million Menschen müssen jedes Jahr in Deutschland deswegen behandelt werden! Am häufigsten erkranken Erwachsene im Alter zwischen 20 und 50 Jahren. Und bei jedem vierten Betroffenen bilden sich immer wieder Harnsteine. Die Entstehung der einzelnen Steinarten ist sehr unterschiedlich, das Grundprinzip ist aber immer das gleiche. So wie ein Ölfilter im Pkw durch Staub, Metallabrieb oder Ruß verschmutzen kann, so können sich Harnbestandteile bei erhöhter Konzentration zu Kristallen formen und die ableitenden Harnwege verstopfen.

Nierensteine kommen in meiner Praxis immer wieder vor, mitunter als Zufallsbefunde im Ultraschallbild. Häufiger aber fallen sie dem Patienten auf, und zwar durch Schmerzen, sehr heftige Schmerzen, sogenannte Koliken. Weibliche Betroffene, die Kinder haben, bestätigen häufig, dass Koliken nur noch von Geburtswehen übertroffen werden. Wehenähnlich ist auch das Kommen und Gehen der Steinschmerzen.

Dabei wären die Schmerzen vermeidbar, denn kein Stein muss sein. Womit wir bei den Ursachen wären: Wer sich schlecht ernährt, nicht genügend trinkt und sich auch noch wenig bis gar nicht bewegt, der bereitet dem Nierenstein die Bahn – und die führt geradewegs über den Harnleiter zur Harnblase.

Nieren- und Harnleitersteine entwickeln sich also meist durch falsche Trink- und Ernährungsgewohnheiten. Überernährung, Übergewicht und Süßgetränke haben die Menge der Harnsteinbildner in den westlichen Ländern stark ansteigen lassen. Aber auch Entzündungen und Fehlbildungen der Nieren mit Behinderung des Harnflusses oder etwa genetische Defekte sowie Stress begünstigen die Steinbildung.

Man unterscheidet sechs verschiedene Nierensteinarten, die sich in ihrer chemischen Zusammensetzung unterscheiden. Die meisten Steine bestehen aus Kalk, sprich einer Kombination aus Calcium, das vorwiegend in Milchprodukten vorkommt, und aus Oxalat, das in hoher Menge in Spinat oder Mangold sowie in Nüssen und Schokolade enthalten ist. Das Paradoxe bei Calciumoxalat-Steinen ist, dass man sich dennoch calciumreich ernähren sollte! Der Hintergrund ist folgender: Das Calcium aus der Nahrung bindet Oxalat schon im Darm und verhindert so einen Übertritt in die Nieren. Calcium befindet sich auch in Obst (z. B. Orangen) und Gemüse wie beispielsweise Brokkoli. Noch etwas Cola obendrauf, und der »Beton« ist angerührt. Wenn man pro Tag mindestens ein zuckerhaltiges Getränk zu sich nimmt, steigt das Steinrisiko um bis zu einem Drittel an, während das Trinken von Kaffee, Tee, Bier, Wein und Orangensaft mit einem niedrigeren Risiko verbunden sein soll. Dies liegt neben der harntreibenden Wirkung möglicherweise auch an schützenden Inhaltstoffen.

Auch die Mineralstoffe Magnesium und Kalium schützen vor Nierensteinen. Setzen Sie daher auf kalium- und magnesiumreiche Lebensmittel wie beispielsweise Bananen. Des Weiteren zeigen Zitrusfrüchte (außer Grapefruit) positive Effekte. Es gibt Hinweise, dass Vegetarier seltener Nierensteine bekommen könnten. Auch das Natrium aus Kochsalz (Natriumchlorid) kann sich mit dem Oxalat verbinden. Man empfiehlt daher eine kochsalzarme Ernährung von unter 1,5 Gramm Natrium pro Tag.

Ein erhöhter Harnsäurespiegel im Blut ist besser bekannt unter dem Krankheitsbegriff »Gicht« – noch eine Wohlstandskrankheit. Harnsäure ist ein Endprodukt aus dem Protein-Stoffwechsel. Insbesondere tierisches Eiweiß aus rotem Fleisch erhöht so das Risiko für Nierensteine. Vorsicht: Strenge Abnehmkuren sind auch nicht zu empfehlen, denn sie können durch den Eiweißabbau das Risiko sogar erhöhen. Da sich Harnsäuresteine besonders gut in saurem Urin bilden, kann durch eine medikamentöse Anhebung des Säurewertes im Urin das Risiko gesenkt werden. Bei Vorliegen einer Harnwegsentzündung insbesondere im oberen Harntrakt können sich sogenannte Infektsteine bilden. Durch enzymbildende Bakterien verschiebt sich der Säurewert des Urins ins Alkalische (Basische). Infektsteine sind also als einzige nicht sauer, aber trotzdem – wie ich aus jahrelanger Erfahrung berichten kann – irgendwie böse …

Gehen wir mit dem Schmerz noch einen Schritt weiter. Dahin, wo es richtig wehtut: in den Harnleiter. Eine Kolik entsteht nämlich dann, wenn Nierensteine losschwimmen und den Harnleiter in Richtung Harnblase verlegen. Dadurch kommt es zu einer akuten Harnabflussstörung mit Druck auf die Niere. Erstaunlicherweise stimmt oft die Regel: Je kleiner der Stein, umso stärker die Schmerzen. Hinzu kommen Kaltschweißigkeit, Übelkeit und Erbrechen als typische Begleiterscheinungen. Auf eine Steinkolik kann auch eine längere schmerzfreie Zeit folgen, was den Betroffenen den erlebten Schmerz kurzzeitig wieder vergessen und verdrängen lässt. Wer zum ersten Mal betroffen ist, kann mitunter nicht erkennen, ob der Schmerz wirklich von der Niere kommt. Die krampfartigen Schmerzen im hinteren Rückenbereich strahlen nämlich gerne in alle Richtungen aus, typischerweise jedoch von der Flanke über den Unterbauch bis in die Leiste und je nach Lokalisation auch bis in die Schamlippen oder Hoden. Zudem kann Blut im Urin sichtbar sein.

»Sind die Schmerzen eher stechend oder ziehend?«

Viele Steine sind nicht größer als ein Reiskorn, einige wachsen auf einen Durchmesser von über einem Zentimeter an, manche füllen sogar hirschgeweihartig das gesamte Nierenhohlsystem aus.

»Also die ziehen sich schon so bis in den Abend hinein.«

Übrigens unterscheidet man zwischen aktiven und ruhenden Nierensteinen. Ruhende Steine, die keine Schmerzen, keine Blutungen, keine Infektion und vor allem keine Harnstauung verursachen, müssen nicht zwingend behandelt, aber unbedingt beobachtet werden. Ein unentdeckter und unbehandelter Nierenstau kann eine Niere zugrunde richten, wie dieses Beispiel aus meiner Praxis belegt: »Stellen Sie sich vor, Herr Doktor, als mein Mann gestorben ist, hatte er schon 'ne tote Niere.« Bis dahin habe ich wirklich nicht gewusst, dass der Sensenmann auch Ratenzahlungen akzeptiert.

Die Diagnostik der Nierensteine läuft fast immer gleich ab. Sie beginnt mit einer Urinbeurteilung sowie einer manuellen Untersuchung, bei der ich die Klopfempfindlichkeit des betroffenen Nierenlagers sowie die Druckempfindlichkeit des Bauchraums im Verlauf des Harnleiters prüfe. Um den Stein zu lokalisieren und um einen Stau der Niere feststellen zu können, folgt eine Ultraschalluntersuchung (Sonografie) des hinteren Bauchraums. Leider kann man im Ultraschall nur die Niere sehen und nicht den spaghettidünnen Harnleiter. Hat der Stein also die Niere verlassen, muss man durch Röntgenuntersuchungen weiter nach ihm fahnden.

Als bevorzugte Methode kommt heutzutage meist die Computertomografie zum Einsatz. Computertomografie? Klar, hat fast jeder schon einmal gehört, meist in der Abkürzung CT – kam ja auch in früheren Kapiteln schon vor. Zumindest kennt jeder den berühmten Satz: »Ich muss in die Röhre.« Anstelle des Röhrenabenteuers können Patienten beim Urologen aber noch andere Diagnosemethoden erleben. Zum Beispiel die retrograde Pyelografie. Wer gerade kein Urologenlehrbuch zur Hand hat, dem zitiere ich folgende Erklärung: »Nach Zystoskopie der Harnblase wird ein Ureterkatheter in das entsprechende Ostium eingeführt. Danach wird unter Durchleuchtung langsam (zur Vermeidung eines pyelolymphatischen Refluxes oder einer Fornixruptur) Kontrastmittel in den Harnleiter nach proximal appliziert.« Starker Tobak? Ich weiß. Vergessen Sie's gleich wieder. Wir Urologen sind nicht anders als andere Mediziner auch. Wir pflegen allzu oft eine Geheimsprache. Gemeint ist einfach die Gabe von Kontrastmittel in den Harnleiter im Rahmen einer Blasenspiegelung. Der Patient hingegen denkt viel unkomplizierter. Etwa so: »Können wir mal gucken, ob meine Nierchen rein äußerlich in Ordnung sind, Herr Doktor?« Die äußere Betrachtung eines inneren Organs ist zwar ein ganz schön schwieriges Anliegen, aber letztlich gelingt es mit allen zur Verfügung stehenden Methoden meist doch, den Stein des Anstoßes irgendwie zu lokalisieren.

> **»Und, Herr Doktor, können Sie optisch was sehen?«**

Nun, da wir den Stein gefunden haben, werfen wir noch einen Blick auf die Therapie, also auf die Frage, was man macht, wenn man sie hat – die Nierensteine und die Schmerzen. Vorrangig für den Patienten ist verständlicherweise die Schmerzfreiheit. Diese kann in vielen Fällen mit Tabletten und Tropfen erreicht werden. In Einzelfällen, vor allem, wenn die Schmerzen sehr stark sind, ersetzt eine Infusionstherapie das Schlucken von Tabletten und die Tropfen.

Die eigentliche Stein-Therapie kann einfach und schnell oder schwierig und langwierig sein. Kleine Steine bis circa

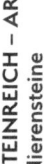

fünf Millimeter, die bereits kurz vor der Harnblase liegen, gehen – medikamentös unterstützt – zu einem hohen Prozentsatz alleine ab. Dies kann man kontrollieren, indem man jedes Mal durch einen Kaffeefilter pieselt – genauer gesagt in ein Einwegfilterpapier – und den eventuell abgehenden Stein als Beweismittel auffängt. Parallel empfiehlt der Urologe eine hohe Flüssigkeitszufuhr und viel Bewegung, meist als plakativen Slogan: Saufen und Laufen! Die Trinkmenge sollte so hoch sein, dass eine Urinproduktion von etwa zwei Litern pro Tag zustande kommt. Zusätzlich darf ich Ihnen an dieser Stelle eine außergewöhnlich angenehme Therapieempfehlung aussprechen: Sex. Dieser führt zu einer Entspannung der Muskulatur und erweitert den unteren Harnleiter. Drei- bis viermal Geschlechtsverkehr pro Woche, und der Stein geht mit einer höheren Wahrscheinlichkeit und schneller allein ab als nur mit medikamentöser Behandlung.

Sollten Sie dennoch nach einer gebührenden Wartezeit den Stein nicht beim Urinieren verlieren, weil der Stein für einen spontanen Abgang zu groß oder zu unglücklich eingeklemmt ist, muss operiert werden. Hier kommen meist endoskopische Verfahren zum Einsatz, bei denen der Stein über den natürlichen Harnweg zertrümmert und herausgezogen wird. Die Verfahren reichen je nach Lage und Größe des Steines vom einfachen Herausziehen über den Harnleiter (ureterorenoskopische Steinextraktion – wieder starker Tobak) über Stoßwellenzertrümmerung (extrakorporale Stoßwellenlithotripsie – stärkerer Tobak) bis hin zu offenen Verfahren mit kleineren oder größeren Schnitten (perkutane Nephrolitholapaxie – stärkster Tobak). Bei schweren Fällen sind oftmals mehrere Therapiesitzungen nötig. Auch kann eine Harnleiterschienung mit einem dünnen und flexiblen Schlauch zur inneren Harnableitung notwendig sein, die meist über mehrere Wochen belassen werden muss, damit der empfindliche Harnleiter nicht zuschwillt.

Wenn der Stein aufgefangen oder entfernt wurde, sollte seine Zusammensetzung im Labor untersucht werden, um Hinweise auf die Ursachen der Steinbildung und entsprechende Ernährungsempfehlungen zu erhalten.

»Ich hatte 'ne Steinabtreibung.«

Und wenn der Quälgeist einmal verschwunden ist, heißt es trotzdem wachsam bleiben. Nierensteine können – wie bereits gesagt – wiederkommen. Es erstaunt doch sehr, dass deutlich weniger als die Hälfte der Betroffenen in der Folge ihre Lebensgewohnheiten ändern. Darum ist eine Kontrolle mit Urinuntersuchung und Ultraschall in regelmäßigen Abständen ratsam. »Schotterwerksbesichtigung« nannte das mal ein Patient. Ist diese Kontrolle negativ, ist die folgende Reaktion des Patienten positiv: »Jetzt fällt mir wieder ein Stein, Herr Doktor, aber diesmal vom Herzen.« – »Das freut mich für Sie. Dann machen Sie doch bitte an der Anmeldung direkt einen neuen Termin für in sechs Monaten.« – »Das geht leider nicht.« – »Warum?« – »Meine Sparkasse hat mir doch noch keinen neuen Kalender zugeschickt, Herr Doktor.« Solche Probleme, ehrlich gesagt, gehen selbst mir dann an die Nieren. Da bin ich wie jeder andere auch: nur Mensch.

EPILOG

Organtechnisch sind wir auf unserer Reise durch die wunderbare Welt der Urologie nun am Ziel angelangt. Mein Bestreben war es, Sie fachlich und faktisch bezüglich »untenrum« auf die Höhe der Zeit zu bringen. Ich hoffe, Sie fühlen sich nun bestens informiert und die Angst vor dem unausweichlichen Urologenbesuch ist einer klammheimlichen Vorfreude gewichen. Unter Umständen blättern Sie schon gedankenverloren in Ihrem Terminkalender?

Ehrlicherweise hätte ich dieses Buch ohne Sie – liebe Patientinnen und Patienten – gar nicht schreiben können. Mein gesunder Menschenverstand sagt mir, dass ich mich dafür bei Ihnen ganz herzlich zu bedanken habe. Es kann sein, dass sich der Eine oder die Andere beim Lesen meines Buches wiedererkannt hat oder glaubt, sich wiedererkannt zu haben. Ach, Sie etwa auch? Ich möchte Sie von Ihrer Meinung nicht einen Millimeter abbringen und hoffe, dass Sie sich vor und während der Lektüre von mir immer gut behandelt fühlten. Daran ist mir nämlich sehr gelegen.

Und eine Bitte habe ich noch: Ganz gleich, ob ich Sie zu meinen Patienten und Patientinnen zählen darf oder nicht – helfen Sie mir. Wie? Ganz einfach: Senden Sie mir unter dem Stichwort »Lachdienliche Hinweise« Ihre originellsten, doppeldeutigsten, nachdenklichsten, unglaublichsten Sätze oder Begriffe, die Sie in der Urologen-Sprechstunde selbst in den Mund genommen oder von Ihrem Arzt gehört haben. Dialoge, Sprüche, Zitate, Anekdoten, Weisheiten – ich nehme alles. Und auch Sie, liebe Kolleginnen und Kollegen, spreche ich an. Schreiben Sie mir, was Sie alles schon gehört oder erlebt haben. Schicken Sie mir Ihren »Spruch« einfach via E-Mail an info@doc-pies.de. Betreff: »Lachdienliche Hinweise«. Sie können sicher sein, dass ich jedem Hinweis nachgehen werde, und zwar mit großer Freude und äußerster Diskretion. Sie wissen ja: ärztliche Schweigepflicht. Mit etwas Glück haben Sie Glück, und Ihr Zitat kommt in der nächsten Auflage meines Buches vor. Ein großes Dankeschön auch dafür!

WEITERFÜHRENDE INFORMATIONEN

www.urologenportal.de
(Website der Deutschen Gesellschaft für Urologie)

www.urologie-fuer-alle.de
(Nationale Aufklärungskampagne rund um alle urologischen Themen)

www.patientenwiewir.de
(Online-Selbsthilfe-Netzwerk)

www.gesundheitsinformation.de
(Institut für Qualität und Wirtschaftlichkeit im Gesundheitswesen)

www.patienten-information.de
(Ärztliches Zentrum für Qualität in der Medizin)

www.krebsinformationsdienst.de
(Deutsches Krebsforschungszentrum)

www.entscheidungshilfe-prostatakrebs.info
(Patientenakademie der Deutschen Gesellschaft für Urologie)

www.leitlinienprogramm-onkologie.de
(Behandlungsleitlinien in der Krebstherapie)

Kontakt zum Autor:
www.doc-pies.de
info@doc-pies.de

QUELLEN

1   Zhao YY, Xu DL, Zhao FJ, Han BM, Shao Y, Zhao W, Xia SJ. Redundant prepuce increases the odds of chronic prostatitis/chronic pelvic pain syndrome (CP/CPPS). *Asian J Androl.* 2014 Sep-Oct;16(5):774-7. doi: 10.4103/1008-682X.131706. PMID: 24875824; PMCID: PMC4215657

2   Coates, J. M., Gurnell, M. & Rustichini, A. (2009). Second-to-fourth digit ratio predicts success among high-frequency financial traders. *Proceedings of the National Academy of Sciences of the United States of America.* https://doi.org/10.1073/pnas.0810907106

3   Manning, J. T., Scutt, D., Wilson, J. & Lewis-Jones, D. I. (1998). The ratio of 2nd to 4th digit length: A predictor of sperm numbers and concentrations of testosterone, luteinizing hormone and oestrogen. *Human Reproduction.* https://doi.org/10.1093/humrep/13.11.3000

4   Park, J. K., Doo, A. R., Kim, J. H., Park, H. S., Do, J. M., Choi, H., Park, S. C., Kim, M. K., Jeong, Y. B., Kim, H. J., Kim, Y. G. & Shin, Y. S. (2016). Prospective investigation of penile length with newborn male circumcision and second to fourth digit ratio. *Canadian Urological Association Journal.* https://doi.org/10.5489/cuaj.3590

5   Wang, C., Cunningham, G., Dobs, A., Iranmanesh, A., Matsumoto, A. M., Snyder, P. J., Weber, T., Berman, N., Hull, L. & Swerdloff, R. S. (2004). Long-Term Testosterone Gel (AndroGel) Treatment Maintains Beneficial Effects on Sexual Function and Mood, Lean and Fat Mass, and Bone Mineral Density in Hypogonadal Men. *The Journal of Clinical Endocrinology and Metabolism.* https://doi.org/10.1210/jc.2003-032006

6   Lange, J. D., Brown, W. A., Wincze, J. P. & Zwick, W. (1980). Serum testosterone concentration and penile tumescence changes in men. *Hormones and Behavior.* https://doi.org/10.1016/0018-506X(80)90034-3

[7] Cutler, W. (1991). *Love Cycles. The Science of Intimacy.*

[8] Ring, H. Z., Lessov, C. N., Reed, T., Marcus, R., Holloway, L., Swan, G. E. & Carmelli, D. (2005). Heritability of plasma sex hormones and hormone binding globulin in adult male twins. *The Journal of Clinical Endocrinology and Metabolism.* https://doi.org/10.1210/jc.2004-1025

[9] Travison, T. G., Araujo, A. B., Kupelian, V., O'Donnell, A. B. & McKinlay, J. B. (2007). The relative contributions of aging, health, and lifestyle factors to serum testosterone decline in men. *The Journal of Clinical Endocrinology and Metabolism.* https://doi.org/10.1210/jc.2006-1859

[10] Diamond, J. (1999). *Der Feuerzeichen-Mann.*

[11] Zitzmann, M. (2009). The role of the CAG repeat androgen receptor polymorphism in andrology. *Frontiers of Hormone Research.* https://doi.org/10.1159/000175843

[12] Pilz, S., Frisch, S., Koertke, H., Kuhn, J., Dreier, J., Obermayer-Pietsch, B., Wehr, E. & Zittermann, A. (2011). Effect of vitamin D supplementation on testosterone levels in men. *Hormone and Metabolic Research*, *43*(3), 223–225. https://doi.org/10.1055/s-0030-1269854

[13] Travison, T. G., Araujo, A. B., O'Donnell, A. B., Kupelian, V. & McKinlay, J. B. (2007). A population-level decline in serum testosterone levels in American men. *The Journal of Clinical Endocrinology and Metabolism.* https://doi.org/10.1210/jc.2006-1375

[14] Levine, H., Jørgensen, N., Martino-Andrade, A., Mendiola, J., Weksler-Derri, D., Mindlis, I., Pinotti, R. & Swan, S. H. (2017). Temporal trends in sperm count: A systematic review and meta-regression analysis. *Human Reproduction Update.* https://doi.org/10.1093/humupd/dmx022

[15] Hall, S. A., Esche, G. R., Araujo, A. B., Travison, T. G., Clark, R. V, Williams, R. E. & McKinlay, J. B. (2008). Correlates of Low Testosterone and Symptomatic Androgen Deficiency in a Population-Based Sample. *The Journal of Clinical Endocrinology and Metabolism*, *93*, 3870–3877. https://doi.org/10.1210/jc.2008-0021

[16] Laughlin, G. A., Barrett-Connor, E. & Bergstrom, J. (2008). Low serum testosterone and mortality in older men. *The Journal of Clinical Endocrinology and Metabolism.* https://doi.org/10.1210/jc.2007-1792

[17] Yeap, B. B., Almeida, O. P., Hyde, Z., Norman, P. E., Chubb, S. A. P., Jamrozik, K., Hankey, G. J. & Flicker, L. (2009). Healthier lifestyle predicts higher circulating testosterone in older men: The Health in Men Study. *Clinical Endocrinology.* https://doi.org/10.1111/j.1365-2265.2008.03372.x

[18] Khaw, K. T., Wareham, N., Bingham, S., Welch, A., Luben, R. & Day, N. (2008). Combined impact of health behaviours and mortality in men and women: The EPIC-Norfolk prospective population study. *PLoS Medicine.* https://doi.org/10.1371/journal.pmed.0050012

[19] Kim, S., Han, D., Ryu, J., Kim, K., & Kim, Y. H. (2021). Effects of mobile phone usage on sperm quality – No time-dependent relationship on usage: A systematic review and updated meta-analysis. *Environmental Research,* https://doi.org/https://doi.org/10.1016/j.envres.2021.111784

[20] Husby A, Wohlfahrt J, Melbye M. Vasectomy and Prostate Cancer Risk: A 38-Year Nationwide Cohort Study. *J Natl Cancer Inst.* 2020 Jan 1;112(1):71-77. doi: 10.1093/jnci/djz099. PMID: 31119294.

[21] Reed, K. E., Camargo, J., Hamilton-Reeves, J., Kurzer, M. & Messina, M. (2021). Neither soy nor isoflavone intake affects male reproductive hormones: An expanded and updated meta-analysis of clinical studies. *Reproductive Toxicology.* https://doi.org/10.1016/j.reprotox.2020.12.019

[22] Wong, W. C. W., Wong, E. L. Y., Li, H., You, J. H., Ho, S., Woo, J. & Hui, E. (2012). Isoflavones in treating watchful waiting benign prostate hyperplasia: A double-blinded, randomized controlled trial. *Journal of Alternative and Complementary Medicine.* https://doi.org/10.1089/acm.2010.0077

[23] Nilsen, E. S., Sæterdal, I. & Underland, V. (2012). Serenoa repens for benign prostatic hyperplasia. *Alternative Therapies in*

Health and Medicine (Vol. 17, Issue 1, pp. 8–10). John Wiley & Sons, Ltd. https://doi.org/10.1002/14651858.cd001423.pub3

[24] Li, H., Stampfer, M. J., Hollis, J. B. W., Mucci, L. A., Gaziano, J. M., Hunter, D., Giovannucci, E. L. & Ma, J. (2007). A prospective study of plasma vitamin D metabolites, vitamin D receptor polymorphisms, and prostate cancer. *PLoS Medicine.* https://doi.org/10.1371/journal.pmed.0040103

[25] Kimura, T. (2012). East meets west: Ethnic differences in prostate cancer epidemiology between East Asians and Caucasians. *Chinese Journal of Cancer.* https://doi.org/10.5732/cjc.011.10324

[26] Downer, M. K., Batista, J. L., Mucci, L. A., Stampfer, M. J., Epstein, M. M., Håkansson, N., Wolk, A., Johansson, J. E., Andrén, O., Fall, K. & Andersson, S. O. (2017). Dairy intake in relation to prostate cancer survival. *International Journal of Cancer.* https://doi.org/10.1002/ijc.30642

[27] Rider JR, Wilson KM, Sinnott JA, Kelly RS, Mucci LA, Giovannucci EL. Ejaculation Frequency and Risk of Prostate Cancer: Updated Results with an Additional Decade of Follow-up. *Eur Urol.* 2016 Dec;70(6):974-982. doi: 10.1016/j.eururo.2016.03.027.

[28] Rahman, A., Lophatananon, A., Stewart-Brown, S. *et al.* Hand pattern indicates prostate cancer risk. *Br J Cancer* 104, 175–177 (2011). https://doi.org/10.1038/sj.bjc.6605986

[29] Taverna G, Tidu L, Grizzi F, Torri V, Mandressi A, Sardella P, La Torre G, Cocciolone G, Seveso M, Giusti G, Hurle R, Santoro A, Graziotti P. Olfactory system of highly trained dogs detects prostate cancer in urine samples. *J Urol.* 2015 Apr;193(4):1382-7. doi: 10.1016/j.juro.2014.09.099.

[30] Johannes, C. B., Araujo, A. B., Feldman, H. A., Derby, C. A., Kleinman, K. P., & McKinlay, J. B. (2000). Incidence of erectile dysfunction in men 40 to 69 years old: Longitudinal results from the Massachusetts male aging study. *Journal of Urology, 163*(2), 460–463. https://doi.org/10.1016/S0022-5347(05)67900-1

[31] Feldman, H. A., Goldstein, I., Hatzichristou, D. G., Krane, R. J., & McKinlay, J. B. (1994). Impotence and Its Medical and Psy-

chosocial Correlates: Results of the Massachusetts Male Aging Study. *Journal of Urology, 151*(1), 54–61. https://doi.org/10.1016/S0022-5347(17)34871-1

[32] Chew, K. K., Bremner, A., Jamrozik, K., Earle, C., & Stuckey, B. (2008). Male Erectile Dysfunction and Cardiovascular Disease: Is There an Intimate Nexus? *Journal of Sexual Medicine, 5*(4), 928–934. https://doi.org/10.1111/j.1743-6109.2007.00714.x

[33] https://www.assmann-stiftung.de/procam-tests/

[34] Harte, C. B., & Meston, C. M. (2013). Association between cigarette smoking and erectile tumescence: the mediating role of heart rate variability. *International Journal of Impotence Research, 25*(4), 155–159. https://doi.org/10.1038/IJIR.2012.43

[35] Chou, N. H., Huang, Y. J., & Jiann, B. P. (2015). The Impact of Illicit Use of Amphetamine on Male Sexual Functions. *Journal of Sexual Medicine, 12*(8), 1694–1702. https://doi.org/10.1111/JSM.12926

[36] Wu, F. C. W., Tajar, A., Beynon, J. M., Pye, S. R., Silman, A. J., Finn, J. D., O'Neill, T. W., Bartfai, G., Casanueva, F. F., Forti, G., Giwercman, A., Han, T. S., Kula, K., Lean, M. E. J., Pendleton, N., Punab, M., Boonen, S., Vanderschueren, D., Labrie, F. & Huhtaniemi, I. T. (2010). Identification of Late-Onset Hypogonadism in Middle-Aged and Elderly Men. *New England Journal of Medicine.* https://doi.org/10.1056/nejmoa0911101

[37] La, J., Roberts, N. H. & Yafi, F. A. (2018). Diet and Men's Sexual Health. *Sexual Medicine Reviews.* https://doi.org/10.1016/j.sxmr.2017.07.004

[38] Dorey, G., Speakman, M. J., Feneley, R. C. L., Swinkels, A., & Dunn, C. D. R. (2005). Pelvic floor exercises for erectile dysfunction. *BJU International, 96*(4), 595–597. https://doi.org/10.1111/j.1464-410X.2005.05690.x

[39] Silva, A. B., Sousa, N., Azevedo, L. F., & Martins, C. (2017). Physical activity and exercise for erectile dysfunction: systematic review and meta-analysis. *British Journal of Sports Medicine, 51*(19), 1419–1424. https://doi.org/10.1136/bjsports-2016-096418

[40] Duca, Y., Calogero, A. E., Cannarella, R., Giacone, F., Mongioi,

L. M., Condorelli, R. A., & La Vignera, S. (2019). Erectile dysfunction, physical activity and physical exercise: Recommendations for clinical practice. *Andrologia*, *51*(5). https://doi.org/10.1111/and.13264

[41] Sommers, F. G. (2013). Mindfulness in love and love making: a way of life. *Sexual and Relationship Therapy*, *28*(1–2), 84–91. https://doi.org/10.1080/14681994.2012.756976

[42] Esposito, K., Ciotola, M., Giugliano, F., De Sio, M., Giugliano, G., D'Armiento, M. & Giugliano, D. (2006). Mediterranean diet improves erectile function in subjects with the metabolic syndrome. *International Journal of Impotence Research*. https://doi.org/10.1038/sj.ijir.3901447

[43] Stanislavov, R., & Nikolova, V. (2003). Treatment of Erectile Dysfunction with Pycnogenol and L-arginine. *Journal of Sex and Marital Therapy*, *29*(3), 207–213. https://doi.org/10.1080/00926230390155104

[44] Choi, Y. D., Park, C. W., Jang, J., Kim, S. H., Jeon, H. Y., Kim, W. G., Lee, S. J., & Chung, W. S. (2013). Effects of Korean ginseng berry extract on sexual function in men with erectile dysfunction: a multicenter, placebo-controlled, double-blind clinical study. *International Journal of Impotence Research*, *25*, 45–50. https://doi.org/10.1038/ijir.2012.45

[45] Cassidy, A., Franz, M., & Rimm, E. B. (2016). Dietary flavonoid intake and incidence of erectile dysfunction. *American Journal of Clinical Nutrition*, *103*(2), 534–541. https://doi.org/10.3945/AJCN.115.122010

[46] McGwin, G. (2010). Phosphodiesterase Type 5 Inhibitor Use and Hearing Impairment. *Archives of Otolaryngology – Head & Neck Surgery*, *136*(5), 488–492. https://doi.org/10.1001/ARCHOTO.2010.51

[47] Li, W.-Q., Qureshi, A. A., Robinson, K. C., & Han, J. (2014). Sildenafil Use and Increased Risk of Incident Melanoma in US Men: A Prospective Cohort Study. *JAMA Internal Medicine*, *174*(6), 964–970. https://doi.org/10.1001/jamainternmed.2014.594

48 Matsushita, H., Matsuzaki, M., Han, X. J., Nishiki, T. I., Ohmori, I., Michiue, H., Matsui, H., & Tomizawa, K. (2012). Antidepressant-like effect of sildenafil through oxytocin-dependent cyclic AMP response element-binding protein phosphorylation. *Neuroscience*, *200*, 13–18. https://doi.org/10.1016/J.NEUROSCIENCE.2011.11.001

49 Islam, B. N., Sharman, S. K., Hou, Y., Bridges, A. E., Singh, N., Kim, S., Kolhe, R., Trillo-Tinoco, J., Rodriguez, P. C., Berger, F. G., Sridhar, S., & Browning, D. D. (2017). Sildenafil suppresses inflammation-driven colorectal cancer in mice. *Cancer Prevention Research*, *10*(7), 377–388. https://doi.org/10.1158/1940-6207.CAPR-17-0015

50 Klotz, L. (2012). How (not) to communicate new scientific information: a memoir of the famous Brindley lecture. *Trends in Urology & Men's Health*, *3*(6), 35–36. https://doi.org/10.1002/TRE.300

51 Kaspar, C., & Henkel, A. (2021). Schwellkörperimplantate. *Der Urologe*, *60*(6), 714–721. https://doi.org/10.1007/S00120-021-01531-7

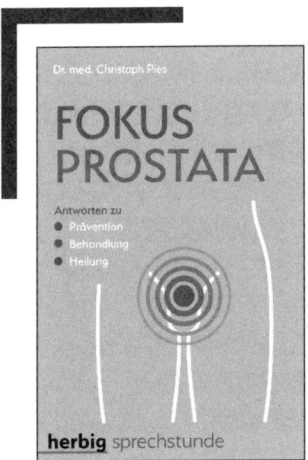

Was Männer über ihre Prostata wissen müssen

Das Prostatakarzinom ist der häufigste Krebs bei Männern. Aber auch aus anderen Gründen kann die Prostata Probleme machen. Der Autor erklärt, wie man(n) die Gesundheit der Prostata erhalten kann, nennt die wichtigsten Diagnose- und Heilmethoden bei gutartigen und bösartigen Veränderungen der Prostata und beantwortet konkrete Patientenfragen: Wann sollte ich einen Arzt aufsuchen? Kann ich Beschwerden wie Harntröpfeln und Inkontinenz selbst behandeln? Wann ist eine Operation nötig? Fachkundiger Rat von einem erfahrenen Urologen: kompakt, fundiert, praxisnah.

Dr. med. Christoph Pies
FOKUS PROSTATA
128 Seiten · ISBN 978-3-96859-027-1

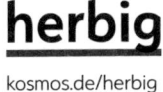

kosmos.de/herbig

Für echte Kerle im besten Alter
– fundiert und unterhaltsam

In diesem Gesundheitsratgeber kommt der ganze Mann auf den Prüfstand. Im Fokus stehen typische Probleme, die im Alter zwischen 40 und 60 auftreten, inklusive Lösungsvorschlägen. Dabei bewegt sich der Autor mit Haut und Haaren in der automobilen Begriffswelt: Von Herz (Ölpumpe) und Nieren (Ölfilterung) bis zu Harn- und Genitalsystem (Zündanlage). Wer seinen Körper pflegen, warten und kleinere Reparaturen selbst durchführen möchte, findet hier fundierten Rat und Anleitungen. Mittels Checklisten lässt sich der persönliche Gesundheitsstatus ermitteln.

Dr. med. Christoph Pies
CHECK-UP MANN
256 Seiten · ISBN 978-3-96859-010-3

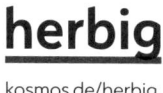

kosmos.de/herbig